Essential Techniques in Elbow Surgery

肘关节外科关键技术

主　编

Samuel Antuña [西班牙]

Raúl Barco [西班牙]

主　译

杨春喜　何　勇　岳　冰

主　审

王　友　肖涟波　程　飚

上海科学技术出版社

图书在版编目（CIP）数据

肘关节外科关键技术 /（西）萨穆埃尔·安图尼亚（Samuel Antuña），（西）劳尔·巴尔科（Raúl Barco）编著；杨春喜，何勇，岳冰主译 . — 上海：上海科学技术出版社，2018.5

ISBN 978-7-5478-3918-8

Ⅰ.①肘…　Ⅱ.①萨…　②劳…　③杨…　④何…　⑤岳…　Ⅲ.①肘关节 – 外科手术　Ⅳ.① R687.4

中国版本图书馆 CIP 数据核字 (2018) 第 031650 号

Translation from the English language edition:
Essential Techniques in Elbow Surgery
edited by Samuel Antuña and Raúl Barco
Copyright © Springer International Publishing Switzerland 2016
This Springer imprint is published by Springer Nature
The registered company is Springer International Publishing AG
All Rights Reserved

上海市版权局著作权合同登记号 图字：09-2017-1007 号

肘关节外科关键技术

主编　Samuel Antuña［西班牙］　Raúl Barco［西班牙］

主译　杨春喜　何　勇　岳　冰

主审　王　友　肖涟波　程　飚

上海世纪出版（集团）有限公司
上海科学技术出版社　　出版、发行

（上海钦州南路 71 号　邮政编码 200235　www.sstp.cn）

浙江新华印刷技术有限公司印刷

开本 889×1194　1/16　印张 8　插页 4

字数：250 千字

2018 年 5 月第 1 版　2018 年 5 月第 1 次印刷

ISBN 978-7-5478-3918-8/R·1568

定价：128.00 元

内容提要

肘关节严重创伤与退行性变是骨科治疗的难点。本书的每一章重点围绕一个主题进行介绍，阐述肘关节外科中的难点与最新技术，例如肘关节置换、肘关节镜等。本书所附图片均为尸体解剖图或病例手术过程图，解剖结构显示清晰、画质精美，能够帮助读者学习肘关节外科技术的精髓，迅速提高手术技术水平，同时减少并发症发生。

本书是肘关节外科技术进阶不可多得的参考书，值得创伤骨科、关节外科、运动医学等各领域医师及相关临床工作者阅读。

译者名单

主　译　杨春喜　何　勇　岳　冰
主　审　王　友　肖涟波　程　飚

参译人员（按姓氏笔画排序）

王　友　上海交通大学医学院附属仁济医院

王　宇　同济大学附属第十人民医院

王建广　同济大学附属第十人民医院

王竞超　上海中医药大学附属光华医院

尹小兵　同济大学附属第十人民医院

田梅梅　同济大学附属第十人民医院

刘　杰　同济大学附属第十人民医院

李亚强　上海交通大学医学院附属第九人民医院

杨春喜　上海交通大学医学院附属仁济医院

肖涟波　上海中医药大学附属光华医院

何　勇　上海中医药大学附属光华医院

张　厉　德国波恩大学医学院

张杰超　上海中医药大学附属光华医院

岳　冰　上海交通大学医学院附属仁济医院

岳家吉　中国医科大学附属第一医院

胡思远　同济大学附属第十人民医院

姜文伟　同济大学附属第十人民医院

高华利　上海中医药大学附属光华医院

程　飚　同济大学附属第十人民医院

薛　刚　同济大学附属第十人民医院

编者名单

主　编

Samuel Antuña, MD, PhD, FEBOT Shoulder and Elbow Unit, Hospital Universitario La Paz, Madrid, Spain

Raúl Barco, MD, PhD, FEBOT Department of Orthopedic Surgery, Hospital Universitario La Paz, Madrid, Spain

参编人员

George S. Athwal, MD, FRCSC Roth McFarlane Hand and Upper Limb Center, St. Joseph's Health Care, London, ON, Canada

Nicolas Bonnevialle, MD, PhD Orthopedic and Traumatology Department, Hôpital Pierre-Paul RIQUET, Centre Hospitalier Universitaire de Toulouse, Toulouse, France

Parham Daneshvar, MD, FRCSC Orthopedic Surgery, University of British Columbia, Providence Health Care, Vancouver, BC, Canada

Stéphanie Delclaux, MD Orthopedic and Traumatology Department, Hôpital Pierre-Paul RIQUET, Centre Hospitalier Universitaire de Toulouse, Toulouse, France

Antonio M. Foruria, MD, PhD Surgery Department, Autonoma University, Madrid, Spain
Shoulder and Elbow Reconstructive Surgery Unit, Orthopedic Surgery Department, Fundación Jiménez Díaz, Madrid, Spain

Reimer Hoffmann, DM Institut für Handchirurgie und Plastische Chirurgie Oldenburg, HPC Oldenburg, Oldenburg, Germany

Pierre Mansat, MD, PhD Orthopedic and Traumatology Department, Hôpital Pierre-Paul RIQUET, Centre Hospitalier Universitaire de Toulouse, Toulouse, France

James M. McLean, MS, MBBS, FRACS, FAOrthoA Orthopedics and Trauma Surgery, Royal Adelaide Hospital, Adelaide, Australia

Joaquin Sanchez-Sotelo, MD, PhD Department of Orthopedic Surgery, Mayo Clinic, Rochester, MN, USA

David Stanley, MB, BS, Bsc (Hons), FRCS Orthopedic Department, Sheffield Teaching Hospitals NHS Foundation Trust, Sheffield, UK

Melanie Vandenberghe, MD Department of Orthopedic, Monica Hospital, Deurne, Antwerp, Belgium

Roger van Riet, MD, PhD Belgian Elbow and Shoulder Society, Monica Hospital, Deurne, Antwerp, Belgium

Samuel R. Vollans BSc (Hons), MBChB, FRCS (Tr & Orth) Department of Orthopaedics, Leeds General Infirmary, Leeds, UK

中文版前言

肘关节发病率低于肩、膝等关节，且肘关节的解剖特点是皮包骨头，又包绕着桡、尺、正中三大神经，使得肘关节疾病的外科治疗不受重视，却又让很多骨科医生望而却步。但是，随着一大批具有开拓精神的专业医师对肘关节解剖和变异进行深入了解，肘关节手术入路已变得更为清晰与安全。在世界范围内，肘关节外科医师正在开展肘关节镜手术，已经使得多年前令人望而却步的手术可以通过肘关节镜进行，例如肘关节粘连松解术。肘关节置换的成功率一直不高，但是，随着新型假体的应用、手术技术的提高、术后康复的改善等，目前也能像肩关节置换术一样获得较高的术后假体生存率。

在我们刚拿到由 Samuel Antuña 和 Raúl Barco 两位教授主编的这本 *Essential Techniques in Elbow Surgery* 时，我们的心情非常激动，本书薄而精，附有大量珍贵实体照片，让你读起来不累，但字字珠玑，爱不释手，于是欣然地接受了上海科学技术出版社的邀请对本书进行翻译。全书共 10 章，从不同关键点入手，使读者非常容易聚焦重点，且读起来可按照手术入路、肘关节创伤、关节置换、关节镜技术的顺序进行。为了便于广大基层同仁和医学院刚毕业准备立志从事骨科专业的朋友能够快速了解书中肘关节外科技术的知识瑰宝，我们组织了多位骨科医师对本书进行了翻译，在此感谢每位团队成员的辛勤劳作。同时，我们请到了关节外科知名专家王友教授、肖涟波教授和程飚教授对本书进行审校，在此深表感谢，也感谢上海科学技术出版社对本书翻译出版的支持。鉴于翻译过程中疏漏与错误在所难免，恳请广大读者不吝赐教，以便我们及时修正。

杨春喜　何勇　岳冰

2017.7.30

英文版序

在过去的 50 年里，我们对肘关节疾病及其治疗的认识得到了迅速的发展。然而，肘关节疾病相较其他关节疾病发病率低，许多外科医生在治疗此类疾病的经验是有限的。由于肘关节经常被认为是一个"无情的关节"（了解甚少），外科医生在如何优化肘关节手术效果方面会依赖于专家的建议。《肘关节外科关键技术》旨在满足骨科住院医师和专科医师的需求，清晰地阐述常见肘关节疾病的诊疗技术，并配有精美插图。作为肘关节疾病诊疗领域的国际权威专家，Antuña 和 Barco 教授为本书遴选了编委。

本书的所有编者都是全世界公认的专家，他们简明扼要地阐述了常见肘关节疾病的外科治疗方法。每个章节都具有良好的内容架构，包括简要的疾病背景、术前影像诊断、手术体位、分步的手术操作技术、术后康复和效果展示。在每一章的结尾处，来源于这些权威作者的观点都非常有价值。

在此，我对编者们为本书所做的贡献以及将本书转化为成果的编辑们所做出的努力表示感谢。我坚信，世界各国的外科医生都将在临床实践中发现这本书的价值。当然，本书所有编者所传授的知识也必将使我们的患者从中受益。

Graham J.W. King, MSc, MD, FRCSC
Director, Roth McFarlane Hand & Upper Limb Centre
Chief of Surgery, St. Joseph's Health Centre
Professor of Surgery and Biomedical Engineering
University of Western Ontario London
ON, Canada

英文版前言

　　《肘关节外科关键技术》是 2014 年出版的 *Essentials in Elbow Surgery* 的修订版。我们可以这样说，本书出版是对其的进一步完善。如果您已经对影响肘关节最常见的十大病理情况的病因学和临床治疗有所了解，我们希望在阅读这本书后，您将对解决这些问题的理想外科技术更加熟悉。在我们日常实践中，这些手术几乎覆盖了肘关节相关外科手术的 90%。

　　本书是由世界上富有经验、享有盛名，并且慷慨无私的外科医师们编著而成。这是一个团队协作的过程，因此，他们所创造的是"关键技术"。我们感谢他们对教育工作的贡献。本书的内容格式统一、直观易懂，且非常实用。我们坚信这是一本很有价值的工具书，尤其是对于那些致力于肘关节外科专业的住院医师、研究生以及年轻的主治医师，而且本书也适用于临时遇到肘关节问题的其他专业领域的骨科医师。我们希望这本著作将使全世界的患者受益。

　　我们感谢拉巴斯大学附属医院，以及西班牙和欧洲其他医院的同仁，感谢他们的患者对我们医疗工作的信任。我们目前敢说，肘关节不再是被遗忘的关节。感谢这次著书，也感谢其他人艰辛的付出，肘关节疾病患者如今获得的治疗要比过去进步许多。

　　但是对我们来说，对肘关节疾病诊疗仍需要一种"激情"，就像家人一样激励着我们前进，全心全意投身于对患者的治疗中，不亦乐乎！

　　Ana，Elena，Carla，Adriana，Miguel 和 Daniel，在此也衷心感谢这 6 位教授的家人。

Madrid, Spain Samuel Antuña
Madrid, Spain Raúl Barco
March 2016

目　录

■ 1　避免肘关节手术并发症：再次聚焦解剖学 / 1
　　Raúl Barco and Samuel Antu

■ 2　肱骨外上髁炎和肱桡关节皱襞的开放性手术治疗及关节镜治疗 / 10
　　Antonio M. Foruria

■ 3　治疗肘管综合征和慢性内侧不稳的手术技巧 / 18
　　Samuel Antuña, Reimer Hoffmann, and Raúl Barco

■ 4　肱骨远端骨折和骨不连的切开复位内固定 / 31
　　Joaquin Sanchez-Sotelo

■ 5　尺骨近端和桡骨头骨折的重建技术 / 45
　　James M. McLean, George S. Athwal, and Parham Daneshvar

■ 6　肘关节僵硬：关节镜及开放式肘关节松解术 / 67
　　Samuel Antuña and Raúl Barco

■ 7　肘关节外侧副韧带损伤的修复重建技术 / 78
　　Melanie Vandenberghe and Roger van Riet

■ 8　退变及创伤性病变的人工肘关节置换 / 86
　　Samuel R. Vollans and David Stanley

■ 9　急慢性肱二头肌远端肌腱撕裂重建技术 / 96
　　Pierre Mansat, Nicolas Bonnevialle, and Stéphanie Delclaux

■ 10　肘关节镜手术：安全操作指南 / 107
　　Raúl Barco and Samuel Antuña

1

避免肘关节手术并发症：再次聚焦解剖学

Raúl Barco and Samuel Antu

本章提要

肘关节手术相较于其他主要关节有较高的并发症发生率，虽然它们大多是短暂、不严重的，但对于患者和医师而言却是令人烦恼的，而且会改变某些病症已计划好的治疗方案，包括再次手术。

神经并发症是所有并发症中最可怕的，因为它的结局常常是不可预测的，并且，解决方案涉及复杂的处理过程。总之，必须注意降低神经并发症的发生率，本章节会关注在进行肘关节手术时如何避免这种损伤，对其他并发症也会进行回顾。

关 键 词

肘关节手术；并发症；解剖学；显露

简 介

相对于其他主要关节，肘关节的手术治疗有较高的并发症发生率。虽然它们大多是短暂且不严重的，但对于患者和医生来说却是令人烦恼的，这些并发症会改变某些病症的治疗方案和计划，包括再次手术。

神经并发症在所有并发症中是最令人害怕的，这是因为它的结局可能是不可预测的，有时是毁灭性的。解决神经并发症涉及复杂的处置过程，必须慎重采取措施降低其发生率，本章会聚焦如何避免肘关节手术中的神经损伤。

神经并发症

大多数神经并发症是轻微和短暂的，并且会随着时间推移完全恢复。然而，它们总是医生忧虑的根源，并且，预防神经损伤的策略已经建立[1]。在肘部创伤的处置中，时常难以评估并发症的起源，究竟是原发创伤还是手术操作导致，所以在急诊室时正确记录神经状况十分关键，不管是在手术实施前还是后续治疗中。

本章内容经过精心组织计划，以便将更多常用处置方法和神经并发症的风险纳入范围之内。

体位

正确的患者体位是确保安全处置的关键，人们发现不当的体位是导致周围神经损伤的原因，其中最常受到影响的是尺神经[2]。包括肘部在内的所有骨性突起，都需要合适的衬垫进行保护。在持续长时间的肘部手术过程中，限制肘关节屈曲小于90°并且轻度旋后不仅会减小神经内压力，而且会降低尺神经无意中损伤的风险。另外，适当的头与躯干对齐在预防臂丛神经损伤方面也是至关重要的（图1.1）。

体表标志和切口

当进行肘部手术时，画出适当的体表标志可以

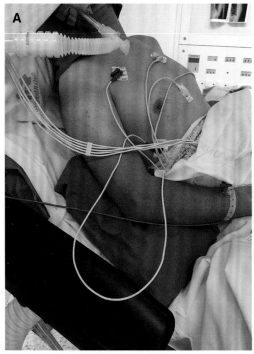
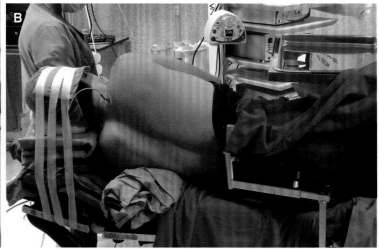

图 1.1 尺神经的保护是预防围手术期意外并发症的关键，骨性表面必须被充分地衬垫（A）。患者取侧卧位，头与躯干的合适位置可以减小臂丛神经的张力（B）。

帮助定位，也可以提升我们对接近神经入路所有可能关系的认识，特别是尺神经，并且可以帮助我们选择皮肤切口的正确位置，同时我们应该使软组织切割量减少到最小。在肘管处触诊尺神经并感知有可能存在的半脱位总是明智的。

肘部通常的皮肤切口是后正中直切口，此切口避开了鹰嘴尖端，这是所有后侧入路中被推荐的切口。通过提起全层皮肤筋膜可以进行软组织层的冲洗，并且可以安全地延伸至肘关节外侧进行 Kocher 切口入路，或者向内侧显露尺神经、肱三头肌内侧及屈肌旋前肌群。这种切口入路在肘关节创伤的处置中非常有用，尤其是当需要同时显露肘关节的内外侧面时。

后侧入路将对前臂内侧皮神经（MABCN）和前臂外侧皮神经（LABCN）的损伤降低到最小。通过该入路，皮肤愈合会有令人满意的效果，似乎也没有因皮下剥离而发生血肿。但是，为了降低血肿发生率，一些外科医师更喜欢直接外侧或内侧入路。然而，很有必要认识到内侧入路会有更高的损伤前臂内侧皮神经和术后神经瘤的风险，这可能会导致非常严重的残疾（图 1.2）。

肘关节前侧入路更常用于肱二头肌远端的修复，偶尔用在 Frohse 弓处的骨间后神经的减压和肿瘤手术中。

肘关节后侧入路

肘关节后侧入路适用于显露肱骨远端和关节后方。关节的显露可以通过处理肱三头肌和肌腱牵拉向一侧，或是两边将其从鹰嘴转向一侧，或是通过中线劈开肌肉[3-5]（表 1.1）。这是远端而非近端的安全入路，但位于内侧的尺神经和外侧的桡神经会处于危险之中（图 1.2）。

在近端，尺神经走行于肱三头肌内侧缘的内侧，向远端进入尺神经沟和尺侧腕屈肌两头形成的弓状韧带。在术前触诊尺神经并检查是否有向前的半脱位（可能存在于多达 15% 的患者中）总是非常明智的。当选择肘关节后侧入路时，贯穿全程的定位、分离、保护神经是十分必要的。如果手术最后发现神经不稳定或是与其他硬的组织直接接触，我们通常进行尺神经皮下前置。当神经被移位时，内侧肌间隔应当被部分切除以防手臂伸展时发生撞击。

桡神经由内向外、由近及远穿过手臂后方。在三角肌附着处水平，桡神经紧贴肱骨中段的后侧，这片区域通常和肱三头肌部分肌腱止点一致。然后神经继续沿肱骨外侧走行并穿过肱肌与肱桡

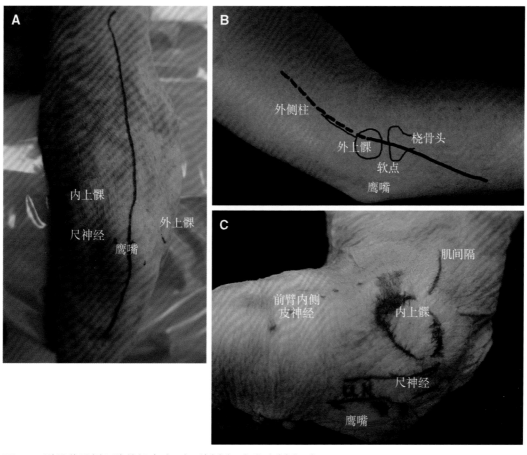

图 1.2　肘关节后侧入路的标志（A），外侧（B）和内侧（C）。

肌之间前侧骨筋膜室（图 1.3）。当进行肘关节手术时，在这一水平对神经来说最危险的操作便是向近端沿外侧肱三头肌旁延伸切口入路以进行肱骨远端的复位和固定。此外，当进行外固定放置经皮钢针时，桡神经有被损伤的可能。据估算，桡神经在距外上髁外侧的近端以大约外上髁横径 1.5 倍的宽度穿过[6]。这些参考资料在手术中用于定位和保护桡神经是非常有帮助的。

表 1.1　肘关节后侧入路

入路	适应证	延伸	注释	神经并发症风险
Alonso–Llames	肱骨远端骨折：切开复位内固定（关节外）肘关节置换	近端保护外侧桡神经和内侧尺神经 远端通过尺侧腕屈肌肘肌的间隙	容易转换成鹰嘴截骨	尺神经、桡神经
劈开肱三头肌	肱骨远端骨折，全肘关节置换	近端受桡神经的限制	在中线或稍偏内侧进行	尺神经、桡神经
鹰嘴截骨	肱骨远端骨折	近端直到桡神经	多个固定选项	尺神经
Bryan–Morrey	肘关节置换、僵硬	近端偏内侧（至肱三头肌），远端在尺侧腕伸肌和尺侧腕屈肌之间	必须保护尺神经，尤其在肘关节脱位时	尺神经

注：改编自 Barco 和 Antuña[16]

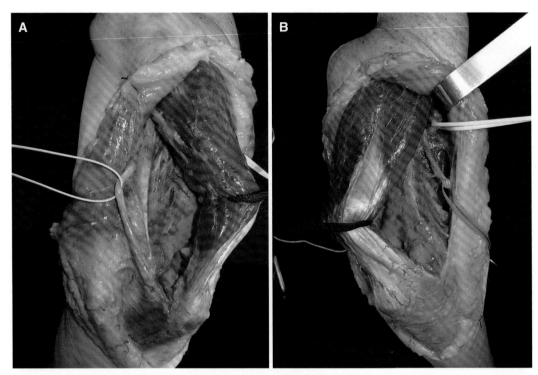

图 1.3　肘关节后侧入路，经肱三头肌两侧入路。注意尺神经与肱三头肌内侧的紧密关系（A）。手术全程尺神经必须被游离和保护。如果向近端进行延伸，在三头肌外侧桡神经同样必须被游离和保护（B）。

肘关节外侧入路

肘关节外侧入路是肘关节手术的主力军。此入路使用的适应证包括：肱骨小头和桡骨头骨折的内固定，关节囊切除术，骨赘和游离体的摘除，桡骨头的切除与外侧副韧带的修复或重建。

在这片区域有几种入路可供我们使用（表1.2）。Kocher 切口入路利用肘肌和尺侧腕伸肌的间隙，是所有外侧入路中最全能、通用的[7]。Kaplan 描述了一种在指总伸肌与桡侧腕长伸肌、桡侧腕短伸肌之间间隙的入路[8]，我们也可以在桡骨头中间部分处上述 2 种入路之间进行一个肌肉劈开的入路。

Kocher 入路大概是在避免神经损伤方面最安全的入路，因为桡神经在远端被尺侧腕伸肌所保护（图 1.4）。如果 Kocher 入路需要向近端延长，距离桡神经仍然有很长一段，当切开关节囊进入关节中时，Kocher 入路有损伤外侧副韧带复合体（LCLC）的潜在风险。此外需要重点预防的是在桡骨头周围操作时确保骨间后神经的安全，避免在桡骨颈周围使用 Hohman 拉钩；使手臂旋前，避免在距离肱桡关节远端 4 cm 处显露桡骨颈[9]。这些操作同样适用于 Kaplan 入路和肌肉劈开入路（图 1.5）。

表 1.2　肘关节外侧入路

入路	适应证	延伸	注释	神经并发症风险
Kocher	桡骨头和颈的骨折，肱骨小头骨折，外侧肘关节不稳	近端和远端 Mayo 改良了 Kocher 入路包含肱三头肌肌腱 1/3 的剥离	有限的部分 Kocher 入路可以被使用	向近端延伸：桡神经 远端：骨间后神经
Kaplan	桡骨头骨折	向近端	有限的适应证	骨间后神经

注：改编自 Barco 和 Antuña[16]

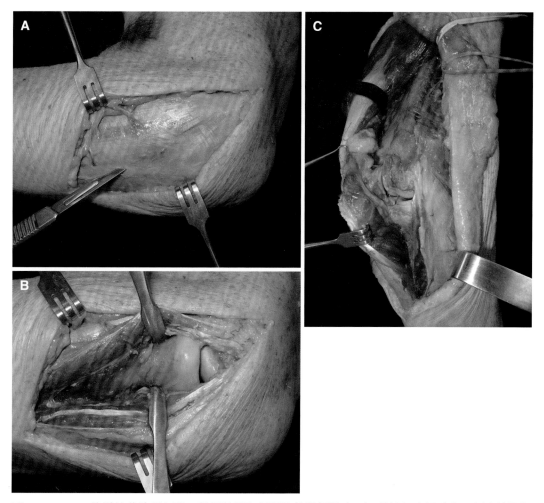

图 1.4　Kocher 的肘关节外侧入路。利用肘肌和尺侧腕伸肌间隙（A）。桡神经在远端有尺侧腕伸肌保护，是安全的。这一入路外侧韧带复合体必须得到保护，当切开关节囊时需要在外上髁中间以上（B）。在 Kocher 入路的变异中，Mayo 扩展入路需要在近端对桡神经进行保护（C）。

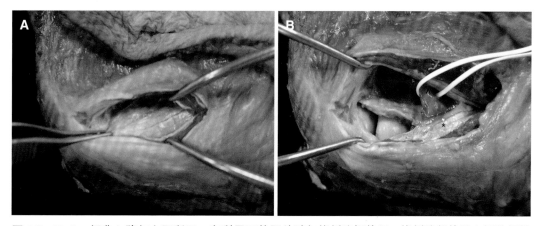

图 1.5　Kaplan 经典入路如上图所示。它利用了伸肌总腱与桡侧腕短伸肌、桡侧腕长伸肌之间的间隙（A），临床上只有切口和入路的近端部分被广泛应用，因为骨间后神经走行于旋后肌之下，当此入路向远端延伸时，骨间后神经有损伤的风险（B），分离时必须十分小心，因为与骨间后神经的紧密关系，在桡骨颈的前方应避免使用 Hohman 拉钩。

肘关节内侧入路

肘关节内侧入路相对于外侧入路应用较少，主要用于骨折、内侧副韧带重建、僵硬以及尺神经的处理。

后内侧皮肤切口是优先选择的入路，这是因为它降低了损伤前臂内侧皮神经的风险。如果选择直接内侧切口，前臂内侧皮神经在切口的远端，通常是分叉状（图 1.6），必须小心仔细地加以辨认和保护。

根据对屈肌旋前肌群的分离程度，可以选择 3 种入路。关节的显露从前到后可以得到：

（1）通过旋前肌和旋前 – 屈曲肌群之间的间隙（Hotchkiss 入路）；

（2）通过从尺侧腕屈肌的肱骨头中间劈开；

（3）通过尺侧腕屈肌两头之间或者剥离尺侧腕屈肌的两个头[10–12]（表 1.3）。

选择何种入路需要基于周密的术前计划和手术所需的结构，从而使手术视野能够更好地显露。总之，对肘关节僵硬的关节囊松解可以使用 Hotchkiss 入路，内侧副韧带重建可以使用肌肉劈开入路，冠突重建对于尖端使用肌肉劈开入路，对于影响基底或前内侧部分的冠突骨折则使用尺侧腕屈肌间隙入路。对于延伸至骨干的冠突骨折，从尺骨剥离尺侧腕屈肌是更可取的。虽然有所争议，但所有入路中最通用的可能还是经尺侧腕屈肌两头的间隙。

尺神经位于此间隙并且与内侧副韧带有着直接的关系，对神经的辨识和适当保护是必要的，必须全程确保神经的完全游离和保护。在手术结束时，根据尺神经半脱位倾向和与金属内植物的相对位置，神经可以被留在原处或者前置。如果前置时，必须进行远端肌间隔的部分切除以避免在尺神经由后侧穿至前侧骨筋膜室处形成卡压，非常小心地避免在尺神经穿过尺侧腕屈肌的地方产生撞击是可取的。在优先选择肌肉下前置尺神经的情况下，神经必须放置在深处并靠近正中神经。

当我们进行内侧副韧带重建时，如果撤走后侧缝线的话，必须在尺神经沟及肱骨近端处保护尺神经。

在我们使用 Hotchkiss 入路的情况下，对关节的显露是"过顶"，意思是我们从上方观察它。沿旋前肌与屈肌群的间隙进行分离，并向近端将旋前肌从肱骨剥离下来留下袖状的组织供以后修复。骨膜剥离子可以用来从肱骨剥离肌肉，同时要意识到正中神经位于肱肌的另一侧。在手术的最后，肌肉必须被修复回原来的位置。

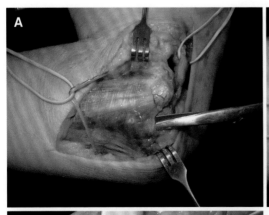

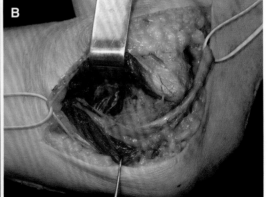

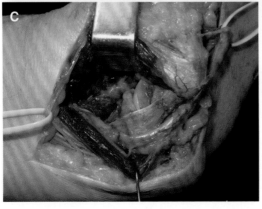

图 1.6 肘关节内侧入路。当行此内侧入路时前臂内侧皮神经处于危险之中，特别是使用内侧皮肤切口（A）。经尺侧腕屈肌的肱骨头与尺骨头之间的间隙已经很成熟。注意内侧副韧带与尺神经的密切关系。尺神经的基底部是内侧副韧带的后束，尺神经与内侧副韧带的前束平行。尺神经必须全程被严格保护（B）。剥离尺侧腕屈肌、肱骨头并在内侧副韧带之前切开关节囊之后，肘关节的内侧面可以获得满意的显露（C）。

表 1.3　肘关节内侧入路

入路	适应证	延伸	注释	神经并发症风险
"过顶"入路	肘关节僵硬 冠突骨折	近端	—	尺神经和正中神经
尺侧腕屈肌入路	肘关节僵硬，内侧副韧带修复，冠突骨折	近端和远端（尺神经）	可以通过劈开尺侧腕屈肌肱骨头、通过尺侧腕屈肌尺骨与肱骨头之间或者剥离两个头进行	尺神经

注：改编自 Barco 和 Antuña[16]

肘关节前侧入路

除了现在相当普及的单切口远端肱二头肌修复，常规的肘关节前侧入路现在很少运用。基于 Henry 的描述，肘关节前侧入路是一个有限制的入路[13]。其他适应证包括局部神经卡压的神经血管探查、局部肿瘤切除，也许还有前侧移位骨折块的切开复位内固定。

这一入路受到浅层的前臂外侧皮神经和深层的正中神经及肱动脉的阻碍。肱肌位于关节与正中神经之间，而桡神经位于肱桡肌与肱肌之间的间隔，必须记住这些解剖学关系，从而避免无意中的损伤（图 1.7）。向近端沿肱桡肌与肱肌的间隙进行分离，向远端沿肱桡肌与旋前圆肌之的间隙进行分离。

当进行浅层剥离时，前臂外侧皮神经必须被保护，此神经位于肱二头肌肌腱与肱肌的间隙内（图 1.7）。腱膜要小心切割以免损伤紧贴其下走行的桡动脉。静脉和正中神经位于动脉的内侧。如果需要定位桡神经，它位于肱肌与肱桡肌之间、肘关节的前方。桡神经可以沿着肱桡肌外侧被安全地游离，将旋前圆肌牵向内侧可以显露桡动脉、肌肉分支及侧支循环。

异位骨化

异位骨化会限制肘关节的运动，需要进行翻修手术。虽然异位骨化主要与严重创伤相关，但外科医生通过以下某些原理也可以降低它的发生率。

肌肉间平面的运用可能限制了出血及血肿的形成，这已经确定与异位骨化相关。当进行任何关于骨的操作时，经常去除骨碎片是可取的。最好的做法是直接吸出碎骨片然后用生理盐水冲洗剩余组织并抽吸

干净。引流在异位骨化形成中的作用是有争议的，减少伤口内的积血可能有利于防止异位骨的形成。

术后，有些外科医生使用吲哚美辛 25 mg，每天 3 次，或其他 NSAID 类药物预防异位骨化的形成，但它的作用并没有太多证据证明。另一方面，这些药物有潜在并发症，有些药物影响组织愈合，这些必须考虑到。有证据表明术后早期，单剂量（700 Gy）照射在预防异位骨化形成方面是有效的，但并不是所有的临床应用都有效，而且它可能不利于骨的愈合[14,15]。

软组织处理

为确保软组织的顺利愈合，必须仔细地操作。有许多种方法可以帮助组织充分愈合：肘关节被有

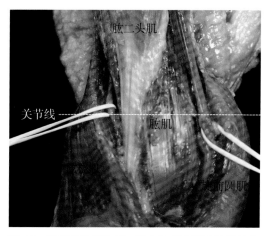

图 1.7　肘关节前侧入路。正中神经走行于肱肌的内侧。当进行肘关节镜手术时，肱肌的可视化给予了正中神经保护，但是在此肌肉最内侧操作时仍应该十分小心。在近端的肱桡肌与肱肌间隙和在远端的肱桡肌与旋前圆肌间隙可以见到桡神经。在进行肘关节镜手术时，肱肌末端的外侧通常伴随脂肪围绕着桡神经，这里通常与肱骨小头的中心一致。

限的软组织覆盖，特别是在后方，当显露肘关节时我们需要认识到这个事实；在剥离和关闭的过程中，我们应该选择合适的方式去显露而不破坏正常的解剖；止血带的应用可以帮助正确辨识所剥离的平面；应沿着天然组织平面分离，而不是横跨肌肉、肌腱或者韧带结构；肌间隔和肌肉间平面的运用很可能会帮助限制出血及瘢痕形成；必须进行细致的止血，在延伸分离之后更需如此，从而避免血肿发生。血肿可能导致骨筋膜室综合征、纤维化及活动范围的减小。

在整个手术全程中，外科医生应该保持完整的方向感和良好的手术视野，并保护所有重要的结构，切口关闭必须遵从所有组织层次。充分的组织关闭可以提供可靠的愈合及可预期的康复，避免在张力下关闭伤口。合理运用加压包扎、夹板固定，抬高、冰敷会使出血、炎症情况减少到最小。当进行肘关节后侧入路时，在肘关节伸直位固定可以限制后侧软组织的张力、有助于充分愈合并且抑制炎症（图 1.8）。

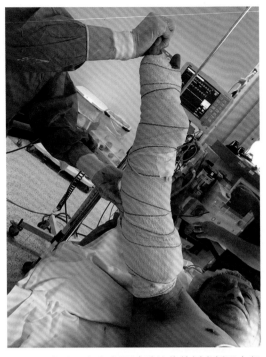

图 1.8　术后一名患者通过肘关节前侧夹板固定保持肘关节伸展位。

展　望

任何并发症对于患者和医师都是一次难过的经历。在所有潜在的肘部手术并发症中，神经并发症是最令人担忧的，因为预后不明，症状难以忍受，恢复也可能只是部分的，针对后遗症的再次手术是复杂的过程，并且目标有限。在每一例患者身上的每一份努力都用来减少并发症的发生，肘关节的解剖学知识可能是减少神经后遗症风险的最好方法。

创伤病例的治疗是困难的，因为解剖结构是扭曲变形的，未识别的神经损伤可能会因外科手术损伤而加剧。因此，复杂的肘关节创伤应由对此关节有丰富经验的外科医师治疗，这可能是在减少并发症和改善预后方面最重要的因素。

参·考·文·献

1. Blonna D, Wolf JM, Fitzsimmons JS, O'Driscoll SW. Prevention of nerve injury during arthroscopic capsulectomy of the elbow utilizing a safety-driven strategy. J Bone Joint Surg Am. 2013;95(15):1373–81.

2. Bonnaig N, Dailey S, Archdeacon M. Proper patient positioning and complication prevention in orthopaedic surgery. J Bone Joint Surg Am. 2014;96(13):1135–40.

3. Alonso-Llames M. Bilaterotricipital approach to the elbow. Its application in the osteosynthesis of supracondylar fractures of the humerus in children. Acta Orthop Scand. 1972;43(6):479–90.

4. Morrey BF, Sanchez-Sotelo J. Approaches for elbow arthroplasty: how to handle the triceps. J Shoulder Elbow Surg. 2011;20(2 Suppl):S90–6.

5. Barco R, Ballesteros JR, Llusá M, Antuña SA. Applied anatomy and surgical approaches to the elbow. In: Antuña S, Barco R, editors. Essentials in elbow surgery: a comprehensive approach to common elbow disorders. London: Springer; 2014. p. 1–16.

6. Kamineni S, Ankem H, Patten DK. Anatomic relationship of the radial nerve to the elbow joint: clinical implications of safe pin placement. Clin Anat. 2009; 22(6):684–8.

7. Kocher T. Text-book of operative surgery. 3rd ed. London, England: Adam and Charles Black; 1911. p. 313–8.

8. Kaplan EB. Surgical approaches to the proximal end of the radius and its use in fractures of the head and neck of the radius. J Bone Joint Surg. 1941;23:86.

9. Strachan JC, Ellis BW. Vulnerability of the posterior interosseous nerve during radial head resection. J Bone Joint Surg Br. 1971;53(2):320–3.

10. Kasparyan NG, Hotchkiss RN. Dynamic skeletal fixation in the upper extremity. Hand Clin. 1997;13(4):643–63.

11. Smith GR, Altchek DW, Pagnani MJ, Keeley JR. A muscle-splitting approach to the ulnar collateral ligament of the elbow.

Neuroanatomy and operative technique. Am J Sports Med. 1996;24(5):575–80.

12. Taylor TK, Scham SM. A posteromedial approach to the proximal end of the ulna for the internal fixation of olecranon fractures. J Trauma. 1969;9:594–602.

13. Henry AK. In extensile exposure. 2nd ed. Edinburgh: Churchill Livingstone; 1973.

14. Heyd R, Strassmann G, Schopohl B, Zamboglou N. Radiation therapy for the prevention of heterotopic ossification at the elbow. J Bone Joint Surg Br. 2001;83(3):332–4.

15. Hamid N, Ashraf N, Bosse MJ, Connor PM, Kellam JF, Sims SH, et al. Radiation therapy for heterotopic ossification prophylaxis acutely after elbow trauma: a prospective randomized study. J Bone Joint Surg Am. 2010;92(11):2032–8.

16. Barco R, Antuña SA. Management of elbow trauma: anatomy and exposures. Hand Clin. 2015;31(4):509–19.

2 肱骨外上髁炎和肱桡关节皱襞的开放性手术治疗及关节镜治疗

Antonio M. Foruria

本章提要

肱骨外上髁炎的保守治疗往往会得到良好的治疗效果。在患者需要接受手术时，我们应关注术前患者临床检查中疼痛点的位置。当疼痛点位于桡侧腕短伸肌的肱骨外上髁止点位置时，往往提示需要进行开放手术进行患病组织切除以及肌腱修复；而当疼痛点仅仅出现在关节内（关节内皱襞、骨软骨损伤），提示应选择关节镜手术。后者可以取得近 80% 的治愈率以及非常低的并发症发生率。

关 键 词

网球肘；外上髁炎；皱襞；桡侧腕短伸肌；肘关节外侧疼痛；关节镜

临床症状

在临床上，如果患者活动频繁，在伸展腕关节或静息状况下出现肘关节外侧疼痛时，可能患有肱骨外上髁炎。临床诊断可以从患者描述的临床症状以及与其相一致的体格检查得出，体格检查中的体征包含肱骨外上髁远端及前部的敏锐压痛，桡侧腕短伸肌肌腱上疼痛、对抗伸腕时疼痛及腕部伸肌的近端收缩痛。临床上一旦做出或者否定外上髁炎的诊断，应当注意鉴别刺激后外侧关节的肱桡关节皱襞的可能[1]。在出现后者情况时，患者往往抱怨疼痛点相对于肱骨外上髁炎的疼痛位置更加偏后方。当检查者手指按压肱桡关节后方，肘关节在旋后位充分伸展时，典型患有后外侧皱襞的患者会在伸展末期感觉到疼痛，有时疼痛会伴有弹响。相对而言，典型患有前外侧皱襞患者在临床中更少见，症状往往表现为前臂旋前并充分屈曲肘关节时产生疼痛，伴或不伴弹响。

临床上，前来就诊的患者有时只患有外上髁炎，有时或伴有症状的后外侧皱襞，或仅仅是有症状的后外侧皱襞。这三者都是自限性的，大部分患者随时间进展症状会逐渐减轻[2]。手术仅适用于满足以下条件的少部分患者：①症状持续超过一年；②症状持续超过 6 个月且保守治疗无效，疼痛无法忍受，已经影响日常工作、娱乐和生活。

选择接受手术的患者，如果临床表现符合肱骨外上髁炎（仅桡侧腕短伸肌近端退变）的症状，可选择开放手术。另一方面，关节镜手术适用于：①临床表现提示皱襞存在的患者，伴或不伴相关的外上髁炎症状；②除外上髁炎症状况外，怀疑出现肘关节内病变，如关节伸展受限，关节内积液，临床或影像学资料提示关节软骨病变等[3]。超声、磁共振等影像学手段可以帮助鉴别并排除模棱两可的病例，但决定手术的标准依旧基于临床检查而非影像学检查。

除了一般骨骼肌系统的手术禁忌证外，并没有特殊的手术禁忌证，但先前多次因相同情况手术失败的患者以及上肢疼痛综合征的患者，都不建议接受新的手术治疗。

手术技巧

开放手术

麻醉

我们推荐使用腋窝臂丛神经阻滞来实施开放性手术和关节镜手术。如果因某些原因而使用全身麻醉，手术切口可以在术后使用局部麻醉。

患者体位摆放及止血带的运用

止血带缠于患者上臂，压力 250 mmHg（超过收缩压 100 mmHg），患者仰卧位，将手置于手臂支架上。消毒铺巾（手部不需要铺巾），手臂近端及止血带用无菌辅料覆盖，电刀的切、凝模式均调节至 30。术者采取坐姿，惯用手靠近患者上肢近端。

皮肤标记

桡骨头、肱骨小头和外上髁在肘关节外侧均能触及。对于较瘦患者，桡侧腕短伸肌可以经桡侧腕长伸肌肌腹触及，为一个在桡骨小头前外侧深部的硬结，位置在外上髁远端前部，在桡骨远端后侧可以触及李斯特结节（Lyster's tubercle）。

显露桡侧腕短伸肌切口及入路

起自肱骨外上髁，向腕部桡骨背结节经皮做 4 cm 长直切口（图 2.1）。分离皮下脂肪直至深筋膜显露，切开深筋膜并向两侧牵开以显露伸肌系统。仔细探查，桡侧腕长伸肌质软，有时被白色纵向筋膜覆盖，位置较前。而指总伸肌肌腱相对位置较后，呈腱性，质硬，与前者不难鉴别（图 2.2）。经皮肤切口纵向分离两结构间组织，在指总伸肌深层表面下方可见桡侧腕短伸肌管状肌腱。其与位于切口远端周围其他组织结构较易鉴别，但随着向近端探索，由于退行性病变及与周围组织粘连，桡侧腕短伸肌肌腱将逐渐难以分辨。我们将要切除的就是桡侧腕短伸肌肌腱近端的这种无定形的灰色组织和近端病变部分。

清创、关节探查及肌腱修复

Nirschl 指出[4]，桡侧腕短伸肌近端的病变组织必须被完全锐性切除（图 2.3A、B）。通常，更为表浅的桡侧腕长伸肌附着点不会受到波及。然而，部分指总伸肌肌腱有可能产生退行性病变，而这些病变部分也应当被清除。桡侧腕短伸肌深部会有薄脂肪层、肘关节滑囊和滑膜[5]。由于开放手术的指征基于关节外病变，所以我们并不常规打开关节囊。但假如怀疑存在关节内病变并且无法行肘关节镜手术时，可以考虑打开关节囊进行下一步操作（图 2.4）。

切除桡侧腕短伸肌病变组织后，将其断端用 0 号可吸收线向后无张力缝合在指总伸肌腱上（图 2.5）。如果关节被打开到切除组织深处，则必须沿着浅表肌层用囊状组织进行缝合。我们并不做常规外上髁穿孔术，因为这有可能成为术后疼痛的潜在来源。但是，外上髁骨皮质钙化和过度增生可以用骨钳去除并用电刀局部烧灼去神经化。

缝合

任何关节囊的缺损或者开口都应该被关闭，详见上文。放松止血带，电凝出血点止血。桡侧腕长伸肌和指总伸肌之间的间隙用 0 号可吸收线缝合关

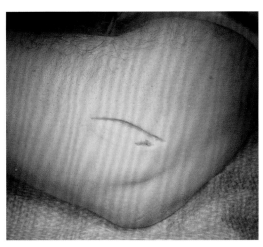

图 2.1 于左肘外上髁做 4 cm 长的皮肤切口，朝向手腕处的 Lyster 结节做远端分离。

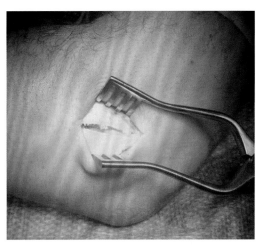

图 2.2 打开并显露位于桡侧腕长伸肌和指总伸肌腱之间的间隙。

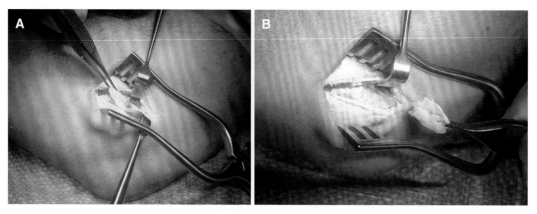

图 2.3　A. 桡侧腕短伸肌位于图 2.2 间隙中的深处。B. 应切除退变区域内的肌腱。

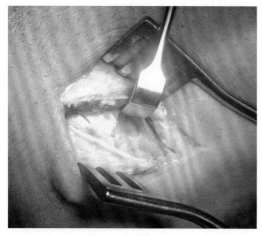

图 2.4　如有必要可以通过腱膜打开关节囊，进行联合检查。

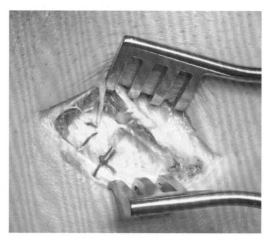

图 2.5　桡侧腕短伸肌断端应以无张力的状态与指总伸肌腱进行缝合。

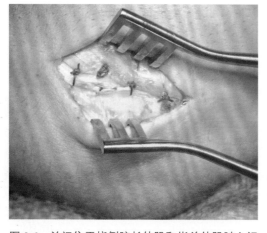

图 2.6　关闭位于桡侧腕长伸肌和指总伸肌腱之间的间隙。

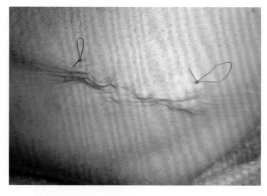

图 2.7　单线进行皮下缝合。

闭（图 2.6），普通 2/0 可吸收缝线缝合皮下组织，最后用 3/0 单股缝线皮下缝合关闭切口（图 2.7）。

注意事项

外上髁炎开放手术中，有两个结构可能受到损伤：外侧副韧带和桡神经运动神经分支（后骨间神经）。外侧副韧带自肱骨小头中央延伸至尺骨，沿着尺骨外侧，与桡骨头平行。为了避免损伤这一组织，应当注意避免过度切除桡侧腕短伸肌，从肱骨小头外侧前面近端 1/4 骨面开始分离。术者应向远端行肌腱切除，而不是向后切除，以保证桡骨小头后方组织的完整性。

虽然桡神经位置相对手术区域较远，但仍应当注意避免过度向前牵拉桡骨头和桡骨颈。此外，避免距离外上髁远端 4 cm 处的分离操作。为避免关节内感染，应当在关节外进行操作（在术前怀疑或已经诊断为关节内病变的情况下，应当选择关节镜清创术，而不是开放手术）。闭合肌肉层，防止瘘管形成。

术后处理

开放手术和关节镜手术遵循相同术后流程。术后 24 小时内使用悬带保持舒适度，并在术后 5 天内使用软绷带，防止血肿发生。术后 24 小时内鼓励肘关节全范围的屈伸和反掌运动，同时还包括手指、腕关节及肩关节的运动。术后 1 周门诊随访，确保无皮肤并发症和运动恢复障碍。刚开始允许日常活动如进食、自我照料等，但 3 个月内一般不鼓励进行 500 g 以上负重或者重复性手掌运动。3 个月后，逐渐允许各项活动，如提重物、运动等。除少数术后 3 周内出现肘关节僵硬发展趋势的患者外，一般不推荐进行术后常规物理治疗。

关节镜清理术

麻醉

如上文所述，关节镜手术和开放手术使用同一种麻醉方法：臂丛神经阻滞法。

患者体位及止血带

对于关节镜手术患者我们更趋向于选择侧卧体位。患者身体摆放与髋关节置换术摆放相同，双下肢间摆放枕头，前后固定骨盆位置。胸廓前缘靠近手术台边缘附近。健侧手臂肘关节弯曲 90°，搁置于水平手术台的手臂支架上。搁置在手术台上的肩胛骨应充分伸展，以便保护臂丛神经并使患者舒适。手术的一个难点在于在止血带水平进行手术肢体牢固的固定。止血带如上文所述充气，并用胶带牢靠固定于手臂支架上（图 2.8）。固定完成后，患侧肘关节应可以进行自如的活动。

手术入路

使用软管及相连注射器将等渗液从肘关节穿刺点注入关节腔内，以帮助开创穿刺。关节镜下桡侧腕短伸肌清理术及前外侧皱襞切除术需要至少两个肘关节前方入路：近端前内侧和直接前外侧入路。近端前内侧入路位于内上髁尖端前内侧 2 cm；切开皮肤，向桡

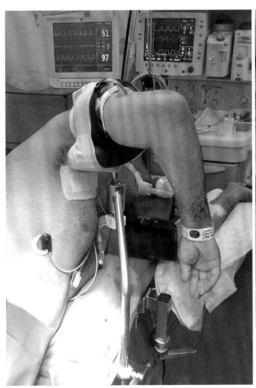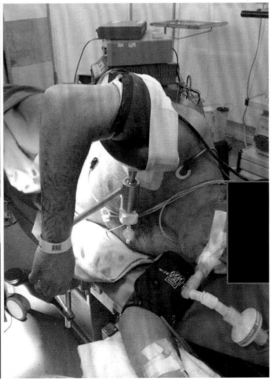

图 2.8　摆放患者至肘关节镜体位，允许仪器在肘部周围自由操作以及完整的术中肘关节屈曲和伸展。

骨小头方向用钝头器械（如镜鞘或转换棒）钝性分离皮下组织及肌肉层到达关节。此入路用于关节镜成像镜头。从关节腔内直视下，可见前外侧入路的位置在肱桡关节腔前方，用导针穿刺定位，然后用手术刀沿肌肉条纹纵向切开得到手术开口。一旦手术刀片进入关节腔，到达肱桡关节上方，沿着肱骨小头轮廓向近端打开关节囊，直到桡窝高度，此开口是手术期间的操作通道。另一个附加入路，近端前外侧入路，可以用牵开器分离组织得到。有时此入路可以帮助保护前侧关节囊，尤其是当电凝外侧关节囊导致肌肉收缩的情况下。近端前外侧入路的皮肤切口在外上髁近端前侧 2 cm 处。

后外侧关节皱襞切除术需要后外侧入路和软点入路来探及外侧沟结构。后外侧入路位置在肘沟入口处，在尺骨鹰嘴的后外侧尖端和侧柱之间。这个点的位置在从鹰嘴尖到外上髁的连线的中垂线近端 2 cm 处，此入路用于肘关节镜镜头。软点入路在肉眼直视下使用导针穿刺完成，穿刺点位于鹰嘴尖端、桡骨小头和肱骨外上髁组成的三角形中点，此入路用于关节内操作。

关节镜探查术及预期发现结果

通过近端前内侧入路置入关节镜可以对关节间隙的侧壁、前壁和后壁进行评估（图 2.9）。有可能在肱桡关节旁的外侧关节囊壁上发现撕裂或者瘢痕，这些体征属于病理变化的一部分。从前外侧开口置入刨刀清理阻碍镜下视野的增生滑膜或其他组织，然后在肘关节完全屈曲和伸展的情况下完全旋前至旋后，分别观察并评估肱骨及桡骨小头关节面。

前部皱襞表现为：连接关节囊侧方和前方，途经桡骨小头的纤维束带，不同程度地覆盖桡骨小头（图2.10）。仔细观察并评估皱襞与桡骨小头和肱桡关节的关系，活动肘关节及旋转前臂，观察是否有撞击及干扰。仔细观察肱骨关节面，有无骨软骨缺损或任何软骨损伤，因为它也属于前肱骨滑车结构。

在肘关节外侧沟，后外侧入路为观察由后侧肱桡关节、近端桡尺关节和肱尺关节组成的"三骨关节"结构提供了良好视野（图 2.11）。观察桡骨的视野或多或少会有软组织结构阻挡，这些软组织结构是后外侧皱襞的组成部分之一，可以由从软点入路置入刨刀清除。清理完成后，将会观察到尺骨外侧面，连同后侧滑车关节面及尺骨滑车切迹（图 2.12）。在镜下经常可见尺骨滑车切迹中央横向无软骨区域，称为"裸区"，属于正常组织结构。观察肱桡关节后侧面，可见后侧皱襞，其位于关节后外侧壁，横穿桡骨和肱骨

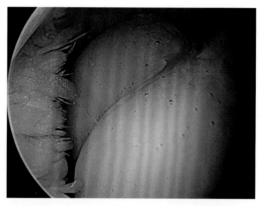

图 2.10 前侧有症状的、肥厚性的皱襞覆盖了桡骨头大部分软骨面。

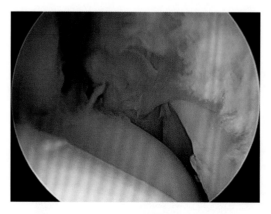

图 2.9 经前内侧近端入路观察肘关节前间室。

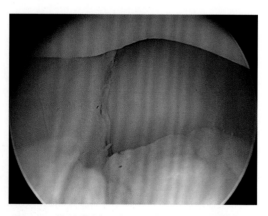

图 2.11 从后外侧入路下观察外侧沟。可看见上方的肱骨关节面，桡骨头位于右下方和尺骨小乙状切迹关节面位于左下方。也可观察到视野右下方的后外侧皱襞。

之间间隙。表现为软组织束带，有时覆盖有炎性滑膜，长度厚度不一。仔细探查皱襞下桡骨头，寻找多由有症状的后外侧皱襞引起的骨软骨损伤。

手术技巧、清创及注意事项

有症状的前外侧皱襞必须手术处理，应当在处理桡侧腕短伸肌前进行操作，以保持前侧关节囊的张力，因为外侧关节囊打开后张力会消失。在直视下，用刨刀从中间向侧方进行皱襞切除，目的是能从前方看见至少 2/3 的桡骨头关节面。小心地进行清理操作，将刨刀开口对着肱骨一面，以防造成前侧关节囊穿孔。骨间背侧神经行走于前侧关节囊后，在桡骨头和颈部之前。使用牵开器向前轻推前侧关节囊将有助于操作 (图 2.13)。

只要遵循一般原则，关节镜下桡侧腕短伸肌清理术可以安全施行。桡侧腕短伸肌腱的位置在肘关节滑膜囊的外侧壁后方，其起点位于肱骨小头外侧远端

1/4 处。在术中，因为术者可以通过近端前内侧入路完全观察到肱骨小头，所以一旦桡侧腕短伸肌腱上方覆盖的关节囊组织被清理，桡侧腕短伸肌腱就能被可靠定位。从前外侧入路置入射频刀于桡侧腕短伸肌腱前方，在肱桡关节前侧水平，清除覆盖在桡侧腕短伸肌上的以及肱骨小头后近端的滑膜与关节囊。如上操作后，即可显露肌层。镜下可见：前部，红色肉质桡侧腕长伸肌的肌腹附着在肱骨外侧髁嵴部；后侧更远端可见白色较韧的桡侧腕短伸肌腱，如先前所述 (图 2.14)。使用射频刀，从前到后、由远及近全面清理桡侧腕短伸肌腱。清理后，桡侧腕长伸肌不受影响，而且更为浅在的指总伸肌腱将进入视野并被保护。过度广泛的切除可能损伤外侧副韧带，导致医源性后外侧旋转不稳。如果清理范围从不超过桡骨头后方冠状位的赤道线水平，上述风险可以避免。

我们更倾向于使用刨刀而不是射频刀来进行后

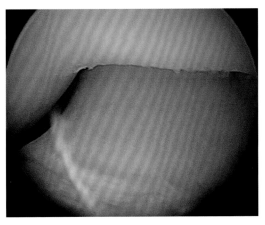

图 2.12　观察尺骨滑车切迹和从后外侧入口观察肱骨滑车。

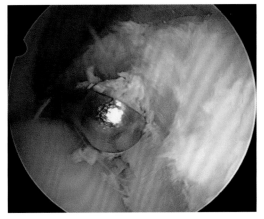

图 2.13　清除图 2.10 视野下的前侧皱襞。注意保护关节囊和牵开器牵开的张力。

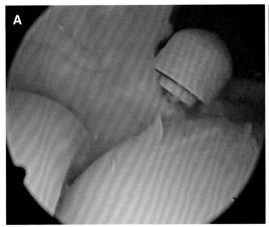

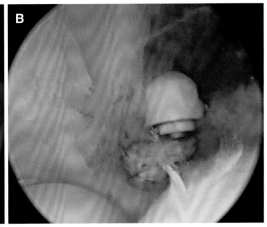

图 2.14　A. 移除覆盖在伸肌群上的前外侧关节囊。B. 当切除前外侧关节囊后，可看见桡侧腕短伸肌肌腱部分并进行切除。

外侧皱襞切除术以保护软骨。后外侧皱襞的切除应沿肱桡关节或从后向前进行，并止于外侧关节囊。

继续清理操作，直至尺桡骨间在旋前旋后位及屈曲伸展位不再出现软组织嵌顿。小心清理桡骨小头外侧，以防止损伤外侧副韧带。有时可在桡骨边缘看见软骨缺损，这是后外侧皱襞产生局部磨损的征象。这种局部磨损可以表现为软骨厚度变薄，或软骨全层缺损导致软骨下骨显露。当遇见软骨缺失、骨面裸露的情况，我们倾向于清理创面，从软点入路在软骨面上用电钻、小克氏针打多个孔，促进后期软骨愈合。

术后处理

术后用药与开放手术相同，如果已经施行皱襞切除术，那么术后应当在可耐受情况下循序渐进地进行活动，无需临时固定。

结　果

手术可以为大多数顽固性肱骨外上髁炎的患者带来满意的治疗结果。表 2.1 总结了一组具有代表性论文的研究成果。少有并发症、神经损伤及外侧副韧带损伤导致的后外侧旋转不稳的报道[6-8]。

作者观点

只要选择合适的患者，明智而审慎地合理运用手术技术，肱骨外上髁炎的手术治疗还是有益的。重要的是，大多数患者在症状起始出现 1 年之内，都可以通过保守治疗得到恢复。因此，等待至少 1 年再接受手术似乎更加合理。我们的肱骨外上髁炎手术率小于 20 例 / 年（430 000 居民人口基数）。

当出现手术指征时，我们要对症状出现位置给予特殊关注。在我们医院，仅仅存在桡侧腕短伸肌疼痛约占总病例 50% 以上，而同时还伴有后外侧肱桡关节痛（有症状后外侧皱襞）的患者约占总人数 45%，剩余 5% 仅仅表现为外侧肱桡关节痛。如今，我们 75% 的手术为关节镜手术（在任何存在或者疑似关节内来源疼痛的情况下），剩余 25% 为开放手术（患者仅表现为桡侧腕短伸肌疼痛），取得了良好的效果和患者满意度。其中 80% 接受手术的患者获得良好效果（无疼痛并且回归先前日常生活），15% 部分好转，5% 手术失败（包括疼痛加重可能）。当把这些数据告知患者后，很多伴有中度且暂不影响日常生活的疼痛患者会最终选择放弃手术治疗。

对于失败的手术病例，应让我们对其他因素提高警惕，如后外侧皱襞、桡管综合征、外侧副韧带功能不全或骨软骨损伤。在这些情况下，磁共振可能有助于寻找并发现骨水肿或者其他意外状况，从而帮助鉴别。关节内注射麻醉药也可以帮助排除关节外来源的疼痛。我们对于诊断性或治疗性肘关节镜的实施门槛较低，但疗效仍有待提高。患者补偿和间接的获益也是我们倾向于坚持非手术治疗的重要因素。

表 2.1　肱骨外上髁炎治疗结果

作者	例数	手术方式	随访年数	结果	注意
Grewald et al.（2009）[9]	36	关节镜下 ECRB 清除术	—	60% 好 / 极好	工作导致高的失败率 83% 整体改善
Wada et al.（2009）[10]	20	关节镜下 ECRB 清除术和皱襞切除	2.5 年	100% 好 / 极好	功能改善差的预后
Latterman et al.（2010）[11]	36	关节镜下 ECRB 清除术	3.5 年	63% 完全满意，25% 好结果	6% 没有从手术获益
Solheim et al.（2013）[12]	305	80 例开放性手术 225 例关节镜	4 年	开放性手术 67% 极好，关节镜下 78% 极好	—
Dunn et al.（2008）[13]	92	开放性	12 年	84% 好 / 极好	97% 整体改善
Verhaar et al.（1993）[14]	57	开放性切除和修复	5 年	89% 好 / 极好	—
Nirschl and Pettrone（1979）[4]	88	开放性切除和修复	2 年	85% 好 / 极好	97% 整体改善

参·考·文·献

1. Ruch DS, Papadonikolakis A, Campolattaro RM. The posterolateral plica: a cause of refractory lateral elbow pain. J Shoulder Elbow Surg. 2006;15(3):367–70. Epub 2006/05/09. eng.

2. Sims SE, Miller K, Elfar JC, Hammert WC. Nonsurgical treatment of lateral epicondylitis: a systematic review of randomized controlled trials. Hand (New York, NY). 2014;9(4):419–46. Pubmed Central PMCID: PMC4235906. Epub 2014/11/22. eng.

3. Sasaki K, Onda K, Ohki G, Sonoda T, Yamashita T, Wada T. Radiocapitellar cartilage injuries associated with tennis elbow syndrome. J Hand Surg. 2012;37(4):748–54. Epub 2012/03/01. eng.

4. Nirschl RP, Pettrone FA. Tennis elbow. The surgical treatment of lateral epicondylitis. J Bone Joint Surg Am. 1979;61(6A):832–9. Epub 1979/09/01. eng.

5. Nimura A, Fujishiro H, Wakabayashi Y, Imatani J, Sugaya H, Akita K. Joint capsule attachment to the extensor carpi radialis brevis origin: an anatomical study with possible implications regarding the etiology of lateral epicondylitis. J Hand Surg. 2014;39(2):219–25. Epub 2014/02/01. eng.

6. Dzugan SS, Savoie 3rd FH, Field LD, O'Brien MJ, You Z. Acute radial ulno-humeral ligament injury in patients with chronic lateral epicondylitis: an observational report. J Shoulder Elbow Surg. 2012;21(12):1651–5. Epub 2012/06/30. eng.

7. Carofino BC, Bishop AT, Spinner RJ, Shin AY. Nerve injuries resulting from arthroscopic treatment of lateral epicondylitis: report of 2 cases. J Hand Surg. 2012;37(6):1208–10. Epub 2012/03/31. eng.

8. Baker Jr CL, Murphy KP, Gottlob CA, Curd DT. Arthroscopic classification and treatment of lateral epicondylitis: two-year clinical results. J Shoulder Elbow Surg. 2000;9(6):475–82. Epub 2001/01/13. eng.

9. Grewal R, MacDermid JC, Shah P, King GJ. Functional outcome of arthroscopic extensor carpi radialis brevis tendon release in chronic lateral epicondylitis. J Hand Surg. 2009;34(5):849–57. Epub 2009/05/05. eng.

10. Wada T, Moriya T, Iba K, Ozasa Y, Sonoda T, Aoki M, et al. Functional outcomes after arthroscopic treatment of lateral epicondylitis. J Orthop Sci Off J Jpn Orthop Assoc. 2009;14(2):167–74. Epub 2009/04/02. eng.

11. Lattermann C, Romeo AA, Anbari A, Meininger AK, McCarty LP, Cole BJ, et al. Arthroscopic debridement of the extensor carpi radialis brevis for recalcitrant lateral epicondylitis. J Shoulder Elbow Surg. 2010;19(5):651–6. Epub 2010/06/15. eng.

12. Solheim E, Hegna J, Oyen J. Arthroscopic versus open tennis elbow release: 3- to 6-year results of a case-control series of 305 elbows. Arthroscopy J Arthrosc Relat Surg Off Publ Arthrosc Assoc North Am Int Arthrosc Assoc. 2013;29(5):854–9. Epub 2013/02/08. eng.

13. Dunn JH, Kim JJ, Davis L, Nirschl RP. Ten- to 14-year follow-up of the Nirschl surgical technique for lateral epicondylitis. Am J Sports Med. 2008;36(2):261–6.

14. Verhaar J, Walenkamp G, Kester A, van Mameren H, van der Linden T. Lateral extensor release for tennis elbow. A prospective long-term follow-up study. J Bone Joint Surg Am. 1993;75(7):1034–43.

3　治疗肘管综合征和慢性内侧不稳的手术技巧

Samuel Antuña, Reimer Hoffmann, and Raúl Barco

本章提要

肘关节内侧疼痛是患有肘部病理改变患者的常见症状，该症状可能是由肌腱、韧带或神经问题引起。肘部尺神经压迫常引起手部感觉或运动功能方面症状，但也可能出现肘部内侧髁的疼痛。当神经症状是长期存在的，且神经传导功能受阻，尺神经减压是必要的。在大多数情况下治疗都选择单纯减压。然而，当肘部病理改变影响了肘管结构、内固定存在或严重的外翻畸形，需要考虑神经移位。内侧韧带功能不全常见于投掷运动员，临床上其主要表现为肘部内侧疼痛和运动功能降低。在投掷动作重新训练和保守治疗失败的情况下，用肌腱移植重建韧带有利于恢复之前的运动功能。自体肌腱是大多数外科医生的首选，但在相关法律或规定允许的情况下，同种异体肌腱移植可能是更好的选择。

关键词

尺神经；内侧副韧带；神经移位；减压；肌腱移植

前　言

肘关节内侧疼痛是患有肘部疾病患者的常见症状，尽管许多不同的病因可引起肘部疼痛，最常见的两种病因分别是肘管综合征（cubital tunnel syndrome，CuTS）和内侧副韧带（medial collateral ligament，MCL）功能不全。

肘关节尺神经（ulnar nerve，UN）卡压可表现为手部感觉或运动功能症状、无力或肘部内侧疼痛。尺神经卡压的病因是多方面的，但是所有的病因具有的共同特点是神经受压及其传导受损。外科手术治疗 CuTS 必须尽可能地同时解决神经卡压和潜在的病理改变。

内侧副韧带损伤常见于慢性过度使用综合征，进而引起韧带的薄弱和功能不全，其常发生于投掷运动员。韧带急性断裂是罕见的情况。由于残留的肌腱情况通常较差，因此韧带重建必须使用肌腱移植。

我们将在本章中介绍解决这两个问题的最常使用的外科手术技术，并提供一些建议和技巧使操作更加简单和可靠。

肘管综合征

适应证

具有与尺神经卡压症状相符症状的患者中，最困难的一步是确立手术指征。在治疗策略制定前，肘部的影像学检查、神经传导功能检查以及神经超声检查是有必要的。在某些情况下，CT 或者 MRI 检查可以更好地帮助理解病因。

首先需要做的决定是患者是否需要接受手术。

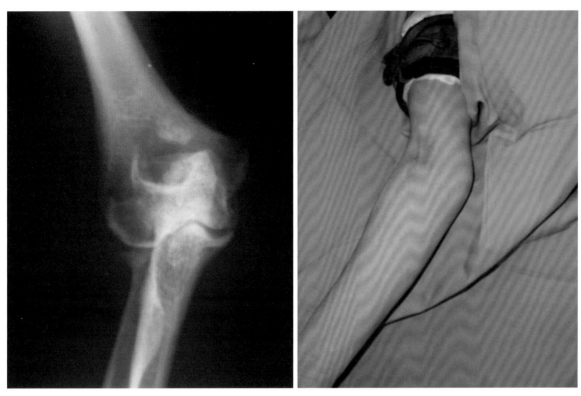

图 3.1　因骨折采取桡骨头切除患者，术后 15 年临床上表现为显著的尺神经症状。注意增加的外翻畸形与肱尺关节的退行性病变相关（IPHOC 版权）。

许多患者只表现为在尺神经支配范围内部分位置的轻度间歇性感觉异常，尺神经不会随着肘关节的运动而移位，并且肌电图上没有表现出异常，我们认为这种患者不适合手术治疗。

以下三种情况可考虑手术治疗：①临床表现和肌电图检查有明确的证据显示肘管内神经受压。其肘部既可能有外伤或手术史，也可能没有。②肘部完全屈曲时，半脱位神经引起临床症状，伴或不伴有肱三头肌弹响，并且保守治疗无效。③创伤后或获得性肘部外翻畸形造成神经进展性拉伸（图 3.1）。在后面两种情况下，神经学相关检查可能是正常的。

其次要做的决定是何种手术是最适合患者的。在大多数情况下，当肘管周围没有潜在引起神经损伤的病理改变时，单独的解压术或者关节镜手术是可采用的[1]。当手臂有严重的外翻畸形或肘管周围病症会引起神经卡压时，有固定物或骨组织结构异常时，神经移位术是需考虑的。许多外科医生在治疗肱骨远端骨折时常会移位尺神经（图 3.2）。皮下神经移位是最常采用的手术技术并且在这章会详述，而肌肉下移位或肱骨髁切除术通常情况下很少使用。

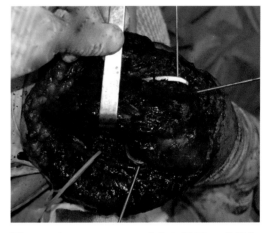

图 3.2　在 Alonso Llames 手术入路下，采用切开钢板固定肱骨远端骨折。因尺神经与内植物距离较近，多在术中让尺神经移位至安全区域（IPHOC 版权）。

手术技巧

开放手术下尺神经减压

麻醉

我们更倾向门诊手术，并采用局麻。全身麻醉当然可以使用。如果情况许可，手术切口关闭后伤口内注射局麻药可缓解术后疼痛。

患者体位

患者仰卧于手术台上，患肢放置于手术桌上。在做术前准备和铺巾前，应评估下肩关节的活动范围。肩部必须能够完全地外旋以方便在肘关节内侧手术。另外，在肩关节有病变限制活动时，可将手臂交叉于胸前进行手术。止血带通常使用，并且尽可能放置于肢体的近端，如果手术的无菌区域不能得到保证，可在此情况下使用无菌止血带。

皮肤标志和切口

肱骨内侧髁、鹰嘴和尺神经应进行触诊和标记。可采用肱骨内侧髁和鹰嘴之间的尺神经沟上方做 10~15 cm 的切口。或者可选用位置稍靠后的切口，可紧挨鹰嘴内侧做切口。如果选择在肱骨内侧髁和鹰嘴之间做切口，术中必须识别和保护前臂内侧皮神经后支（图 3.3）。如果选择在后侧做切口，完整的内侧筋膜皮瓣应被游离。

深部显露

屈曲-旋前肌起点上的内侧肌间隔和筋膜需要显露。尺神经位于近端，肱三头肌内侧，肌间隔下方（图 3.4）。在这个区域内，通常没有病理性改变并且解剖结构容易分离。大多数情况下，尺神经位于肌腹的内缘前方，可轻微牵拉肌肉从而更容易找到尺神经。手术切口应延伸至内侧髁近端 7~10 cm，从而更容易识别 Struthers 弓（图 3.5）。

一旦尺神经的近侧端被分离，其远端在肘部，肱骨内侧髁和鹰嘴之间的区域也会逐渐被分离。随后尺神经位于肱骨内侧髁后的尺神经沟内。尺神经沟的外侧边界是鹰嘴，内侧边界是纤维 - 腱膜环，也称为弓形或三角形韧带，前边界是肱骨内侧髁。位于神经上的腱膜环需被离断，当肘部伸展时容易进行操作，因为它增加了神经和沟槽的顶部之间的空间。

一旦弓状韧带完全被松解，神经跨过肘关节，

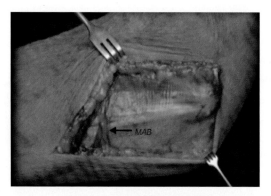

图 3.3 采用肱骨内侧髁和鹰嘴之间做切口，前臂内侧皮神经（MAB）显露于手术区域（Courtesy J. Ballesteros）。

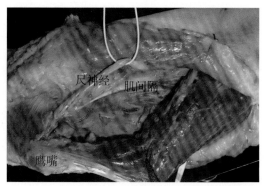

图 3.5 尺神经近端的松解应延伸至近端 10 cm。保证 Struthers 弓的松解（Courtesy J. Ballesteros）。

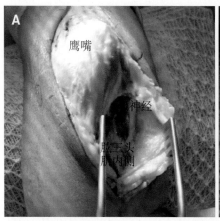
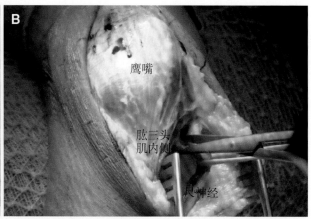

图 3.4 A.尺神经通常位于近端，紧邻肱三头肌。B.神经分离时应保留神经滋养血管（IPHOC 版权）。

尺神经进入尺侧腕屈肌（flexor carpi ulnaris，FCU）近端纤维面下方。这个纤维环称之为 Osborne 韧带，在肘部弯曲时发挥了重要的作用（图 3.6）。尺神经走行位置位于尺侧腕屈肌的尺侧头和肱骨侧头之间。Osborne 韧带作为覆盖肱骨髁上纤维腱膜的延续被离断。在这一位置上，肘管的底部是一囊腔和内侧副韧带前侧束（图 3.7）。骨赘、异位骨化或腱鞘囊肿可能是这个层面上神经卡压的主要原因，因此应常规查看。

位于 FCU 两头之间的肌肉纤维应钝性分离从而保证神经上无纤维环组织压迫。当尺神经进入 FCU 时，经常会有更深层的纤维筋膜组织覆盖于神经上方，这些组织也需要松解[2]。神经分离至远端，直至第一个运动神经分支被找到。

当神经被游离出来后（图 3.8），我们评估尺神经在肘关节弯曲和伸展的情况下是否会动态脱位或脱离尺神经沟。有时，尺神经在肘关节弯曲的时候

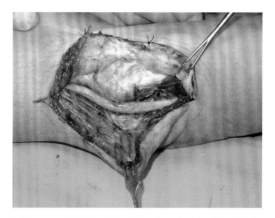

图 3.8　一旦神经完全松解后，在肘关节运动时，神经应在其自然解剖位置，否则应考虑神经移位。

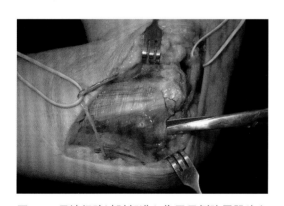

图 3.6　尺神经跨过肘部进入位于尺侧腕屈肌头之间的 Osborne 韧带下方（Courtesy J. Ballesteros）。

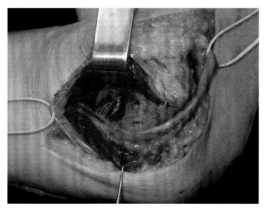

图 3.7　内侧髁远端的肘管末端的底部是内侧副韧带的前侧束（aMCL）（Courtesy J. Ballesteros）。

会脱出尺神经沟，而在肘关节伸展的情况下滑入神经沟内，这时肱三头肌肌腱内侧弹响也必须进行排除。如果有明确的证据显示神经半脱位，神经会出现在肱骨内侧髁上方；或者如果存在弹响的肱三头肌腱，皮下神经移位是必需的。如果在肘部屈伸运动时，尺神经在神经沟内，则神经评估良好。

关闭和术后管理

在切口关闭前，我们会松解止血带，观察神经周围是否会有出血。细致地止血对于避免神经周围血肿是非常重要的。如果神经不被移位，则内侧肌间隔应完好无损。伤口闭合按常规方式完成。可以使用引流管，但我们通常不会使用引流管。术后应用软敷料压迫止血 7 天。

允许患肢主动运动，但是持重物应在 6 周以后。鼓励逐步进行手臂锻炼，但是物理治疗并不常规使用。

预期和预期之外的结果

当原发性 CuTS 进行尺神经松解治疗时，通常会发现一个紧张的韧带位于肘管入口的神经上方，更通常是在 Osborne 韧带水平。

当对关节僵硬或患关节炎的肘关节进行松解时，可发现异位骨化、内侧副韧带后侧束的钙化、硬组织及骨赘等。很显然，所有这些伴随的病理改变必须在神经松解时加以处理。

同时也必须考虑不同寻常的情况。在弓状韧带处的神经压迫并不常见，但是如果不考虑这种情况可能会引起手术的失败。神经内小肿瘤或来自后内侧关节囊的腱鞘囊肿偶尔会被发现。滑车上的肘后肌是起源于鹰嘴内侧和肱三头肌的辅助肌肉，并止于内侧髁。在 10% 的接受肘管松解的患者中，如

果这些结构没被充分认识，会给外科手术医师呈现混乱的手术视野。

内镜下尺神经松解：Hoffman 技术

这种手术技术结合了长距离原位减压的简单性和低风险性，这些是神经移位前所必需的，但是避免了风险和并发症，因此它被称为"长距离"的原位内镜技术。

麻醉

我们更倾向于在适度的全身麻醉下进行手术。我们不喜欢阻滞需要松解的神经，并且我们希望检查神经的感觉功能恢复情况。通常使用气压止血带。

患者体位

手臂 90° 外展置于手术桌上，在这个水平面，外科手术医师无需弯腰就可看到肘管区。其次，铺巾必须允许肘关节充分活动度。

标志和手术切口

进行尺神经触诊，在鹰嘴和尺骨髁间沟做 15~25 mm 的弧形切口。

深部显露

剥离至肘管顶部，打开弓状韧带。我们采用双叉神经钩和睑拉钩，从而方便这一步骤。在有些情况下，脂肪组织或滑车上肘部肌肉让这一步更难去操作。一般情况下，操作较为简单。

通过清晰地识别神经滋养血管，可识别神经（图 3.9）。在筋膜和皮下组织之间的近端和远端空间可用隧道血管钳进行探查，但是不能进入到神经所在隧道（图 3.10）。通过钳子进行轻柔的钝性分离，可分离出一个容纳手术器械的空隙。应尽量避免牵拉表皮神经，尤其是前臂尺侧皮神经。

首先，置入内镜（KARL STORZ Endoscopes，Germany）（叶片长度 9~11 cm），然后，在直视下分开 Osborne 韧带（图 3.11）。通过使用窥器，我们切开 FCU 远端筋膜，直到看到肌纤维。

接着，使用尖端带有钝性剥离器（KARL STORZ Endoscopes，Germany）的 4 mm、30° 内镜（长度 15 cm）慢慢向远端分离（图 3.12）。应用剥离器

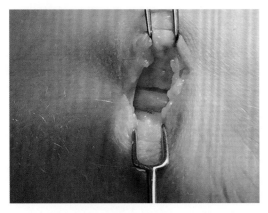

图 3.9 皮肤和弓状韧带开放后，可以很容易地通过确定神经外膜血管来识别神经。

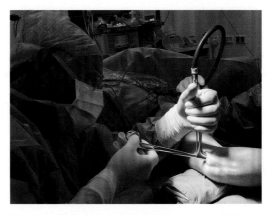

图 3.11 借助内镜，直视下打开 Osborne 韧带。

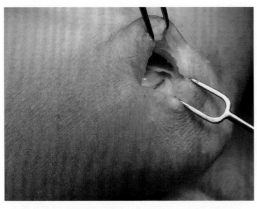

图 3.10 皮下组织和筋膜之间的间隙应在进行神经相关手术前充分分离。

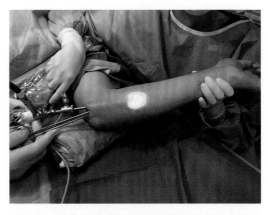

图 3.12 使用尖端带有钝性剥离器的专用内镜进行手术操作，术中无任何生理盐水注入。

撑开前臂软组织从而形成一个类似于帐篷的空间，从而有更多的空间观察神经和周围解剖结构（图3.13）。所有解剖和切割都是用长度在 17~23 cm 的钝头剪刀。前臂筋膜分离至离内侧髁 10~15 cm（图3.14）。交叉皮神经分支和 / 或静脉用剥离器举起并保留。一旦筋膜被分开，内镜应小心退回，进一步靠近神经进行分离。

远离 Osborne 韧带，分离 FCU 两头之间的筋膜。第一个纤维组织形成的拱廊位于内上髁大约3 cm 的距离，将其分离。利用剥离器钝性分离FCU 两头，显露位于 FCU 肌肉和神经之间的肌肉下筋膜，应至少分离 9 cm 的约束神经的筋膜组织，但是大多数情况下分离 12~14 cm（从尺神经沟中间进行测量）（图 3.15A，B）。在解剖分离的过程中，所有的肌肉分支可以看到并加以保护（图 3.16）。对血管的电凝止血也会有可能，但是很少使用。

在近端，神经应以相同的方式进行减压（图3.17A~C）。筋膜应从尺神经沟分离 8~14 cm。有些情况下，肱三头肌的内侧部分会含有纤维组织或韧带，将其拉向肌间隔方向（Struthers 弓），这些组织也需被分离。

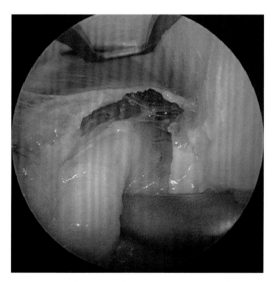

图 3.13 剥离覆盖尺神经和尺侧腕屈肌的软组织，从而允许更好地观察神经及其进入肌肉两头之间的途径。

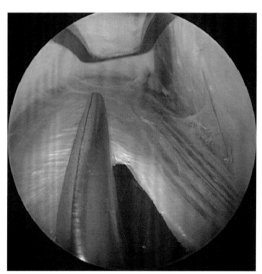

图 3.14 前臂筋膜的浅层可以很容易向远方分离。

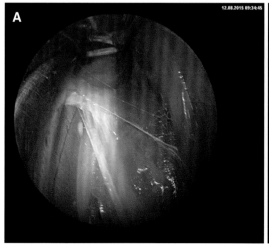
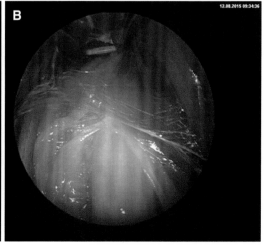

图 3.15 A. 尺侧腕屈肌两个头之间深而薄的筋膜紧密覆盖神经，应该被识别并松解。B. 在松解深筋膜后，神经在这个水平面不再受任何组织包绕。

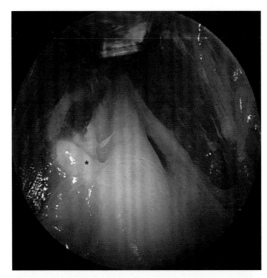

图 3.16 肌肉的分支很容易确定并在松解过程中加以保护。* 处为尺侧腕屈肌的运动支。

关闭和术后管理

在伤口闭合后，用厚实的敷料进行包扎，然后松开止血带。患者可立即进行肘关节的活动，但是要告知患者避免肘关节休息时放在屈曲状态至少 4 周，以防继发性神经半脱位。3 天后，只在夜晚使用弹性肘部绷带 4 周，几乎不需要物理治疗。

结果、建议和技巧

此手术的术后效果令人满意。我们的一项 75 例患者（76 个神经）的研究已在 2006 年发表[3]。术后 24 小时内 95% 患者症状得到明显改善，并在之后继续改善而且没有复发，无术后神经的半脱位发生。从长期来看，93% 的患者效果良好，90% 以上患者术后 2 天内可完全活动肘关节，其余的患者则在 1 周内[4]。并发症包括：1 例患者出现痛性神

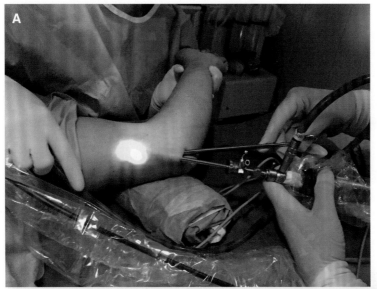

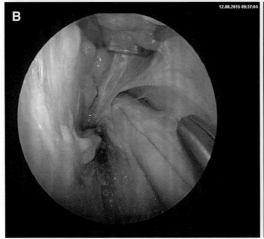

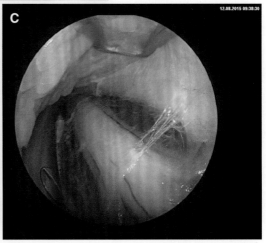

图 3.17 A~C. 利用内镜向近端剥离，识别尺神经和其上覆盖的筋膜并进行约 10 cm 的分离。

经营养不良；4 例患者出现浅层血肿，并在没有治疗的情况下 1 周内吸收；9 例患者出现尺侧前臂皮神经支配范围内的感觉迟钝，可能是由于术中牵拉神经引起。除 1 例患者外，均在 3 个月内症状缓解。

到目前为止，我们已手术治疗约 1 000 例患者，并且只有 1% 出现复发。对于复发的患者，我们再次采取内镜治疗，也取得了很好的治疗效果，几乎没有任何瘢痕，患有无痛性半脱位的患者也可以接受这种手术方法进行治疗。我们发现在长距离的松解后，神经在关节屈曲期间不再向前移动。我们的病例包括既往有重度骨关节炎、类风湿关节炎、外翻肘，甚至有全肘关节置换术的"困难"CuTS 病例。我们内镜技术治疗 CuTS 的优点主要是手术简单，发病率低，患者快速康复[5]，神经在其走行位置上能有效地进行长节段的减压，并且没有周围组织的松解，所以神经不会半脱位。由于切口较小且钝性分离，所以不会损伤皮神经分支。尺神经上的软组织包膜保持完整，能有效稳定神经。因无瘢痕组织，各组织层间可自由滑动。

对于我们来说，毫无疑问，在 20~30 cm 的神经长度上进行长距离减压，与之前开放性切口原位减压结果相比，可以大大改善治疗的结果，患者在术后立即可以感到神经牵扯症状消失，这在以前是做不到的。

皮下尺神经移位

当尺神经需要移位时，首先手术步骤与以前描述相同，为标准的开放性切口神经减压。然而，近端的切口必须允许神经与其周围血管组织的活动。

手术的这一部分需要将神经从肌肉和肌间隔细致分离，并且尽可能地保留神经周围血管（图 3.18）。神经远端需要游离到 FCU 的第一个运动神经分支，有时第一个运动神经分支需解剖到 FCU 的入口处，以避免过度牵拉移位的神经。此时，肌间隔被切除以避免对神经的冲击（图 3.19）。

一旦神经可以移动，应在覆盖屈曲 – 旋前肌的筋膜下形成皮下间隙，以避免损伤内侧前臂皮神经。神经应位于筋膜上，并且缝合内侧髁和皮下组织可有效地防止神经后脱位。然后用手指在新尺神经走行位置处的皮下组织下，检查神经是否有足够空间，并且弯曲和伸展肘部以排除肘部任何紧张（图 3.20）。另外，可以将屈肌旋前肌体的筋膜片提起，并将其用作吊索以避免神经的后移。然而，这种技术可能会引起吊索下神经的二次压迫，因此需要精细的操作（图 3.21）。伤口闭合和术后治疗与切开松解相同。

结果

Zlowodzki 等将 4 个包含 261 例患者和平均 21 个月的随访研究做了 meta 分析，结果显示在既往没有创伤史的患者中，单纯尺神经减压和尺神经移位术后的运动神经传导速度和临床疗效评分并没有显著性差异[6]。Macadam 等通过 meta 分析指出，神经减压和神经移位之间的临床疗效上并没有差异，但是，与神经移位相比可能会有更好的临床疗效[7]。值得一提的是，Bartels 等通过前瞻性随机对照研究发现单纯神经减压相比神经皮下前置移位会有更低的并发症发生率，分别是 9.6% 和 31.1%（相对危险度 0.32）[8]。

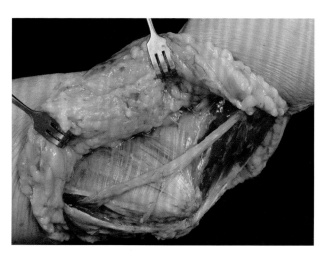

图 3.18 当尺神经被移位时，其周围血管应尽可能保留（Courtesy J. Ballesteros）。

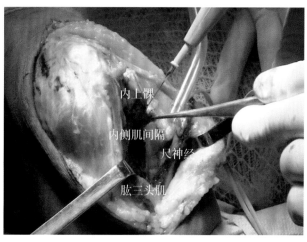

图 3.19 肌间隔膜的切除是皮下尺神经移位的重要步骤（IPHOC 版权）。

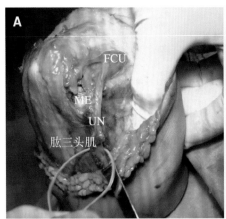
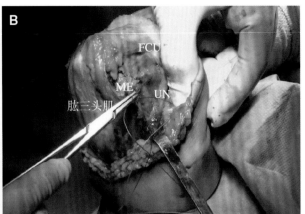
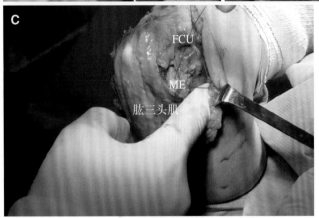

图 3.20　A. 在神经游离和肌间隔筋膜切除后，可用手指在皮下形成空腔。B. 神经放置在内侧髁的前方。C. 在内侧髁和皮下组织之间简单的缝合可避免肘部的神经在肘关节屈曲和伸展时的后方脱位。ME，内上髁；UN，尺神经；FCU，尺侧腕屈肌（IPHOC 版权）。

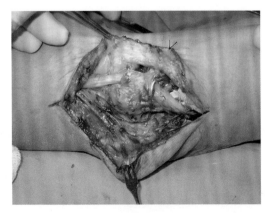

图 3.21　如果选择应用筋膜组织去防止神经的后方移位，则应特别注意不要造成神经的二次压迫（IPHOC 版权）。

慢性内侧不稳

指征

投掷运动员常出现内侧副韧带的损伤：如美国、日本等一些国家的棒球队员，标枪运动员，欧洲的手球或网球运动员。当做出诊断时，患者接受保守治疗，包括投掷力学相关的再教育。非手术措施治疗的失败是手术重建韧带的主要指征。在极少数情况下，由于损伤韧带没有充分愈合，可能会有明显的外翻不稳定表现（图 3.22）。大多数患有 MCL 问题的患者有肘关节外侧和后外侧间室的病理改变，在有外翻伸展超负荷综合征的情况下需要额外的手术。

外科手术：对接技术（图 3.23）

患者准备和移植物选择

如果使用身体同侧手臂韧带或同种异体韧带，则手术可在局部麻醉下进行，否则需全身麻醉。肌腱移植来源的选择需根据外科医师的偏好和患者自身相关的特殊情况。在再次手术的患者和严重松弛患者，更倾向于同种异体移植（拇长伸肌肌腱、股薄肌肌腱、胫骨前肌肌腱）。在常规初次手术病例中，自体移植包括来自手臂的掌部和三头肌筋膜以

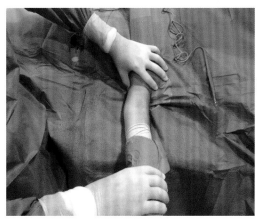
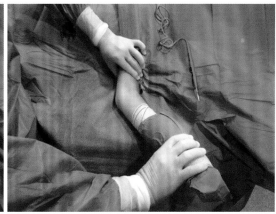

图 3.22　图中患者在内侧副韧带慢性损伤后出现了严重的内侧不稳定性。

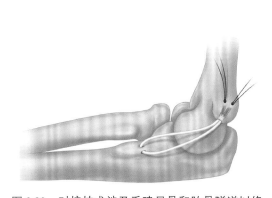

图 3.23　对接技术涉及重建尺骨和肱骨隧道以修复缺损韧带。肌腱移植物通过这些隧道，固定在骨桥附近（IPHOC 版权）。

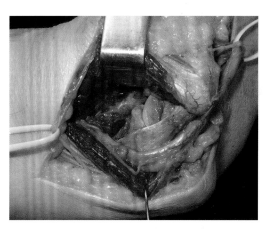

图 3.24　通过纵向分离尺侧腕屈肌的肌纤维可显露内侧副韧带。

及来自腿部的股薄肌肌腱常被使用。

患者仰卧位进行手术，手臂放置于患者一旁的手术桌上。手臂做常规消毒准备，放置于齐肩水平，应用无菌止血带使上臂可操作性的范围扩大。全范围的肩关节旋转对于进入肘关节的内侧是必要的。手肘下的折叠手术巾有利于帮助保持肩外展，从而为外科医师提供更好的肘内侧视野。

标志和皮肤切口

触诊内上髁、鹰嘴和尺神经，并标记在皮肤上。在内上髁上进行 10 cm 切口并向下分离至皮下组织。注意保护位于内侧髁前方的前臂内侧皮神经感觉支。

深部显露

确认尺神经。如果没有术前神经系统症状或半脱位，应保护尺神经且不做进一步的剥离。相反，如果需要神经移位，则在韧带重建前应进行神经向前移位的相关手术操作。通过在 FCU 前区域

切开肌肉，可沿着尺侧腕屈肌纵向进行解剖分离，可直接钝性分离潜在的肌肉从而显露尺侧韧带（图 3.24）。一旦韧带被显露，使用较深的、支撑作用的牵开器保持韧带的显露。此时，可纵向分离韧带，从而看见肱尺关节。然后外翻肘关节，如果内侧副韧带不完整则会打开肱尺关节。

显露尺侧走行的隧道位置（图 3.25）。隧道的后侧位置显露需要外科医生显露尺骨冠突尺侧向后 5 mm 的区域，注意神经紧邻这个区域走行。如果尺神经向前半脱位不能得到充分保护，则需要做神经移位。应用 3 mm 的手术器械在尺骨冠突前后区域之间形成 1 cm 的走行通道。用一个小的、弯曲的刮匙连通隧道，避免损伤骨桥。一个缝合线穿过尺侧隧道，以便后面进行肌腱移植（图 3.26）。

然后注意力转向制作肱骨隧道，识别在内侧髁下方的 MUCL 的起点并骨膜下显露，在这个位置制作一个 5 mm 的隧道，纵向隧道是由内上髁的内

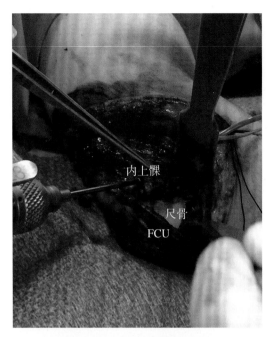

图 3.25 深部显露便能看见内侧副韧带的前束在尺骨的止点位置，这里是隧道的位置。FCU，尺侧腕屈肌（IPHOC 版权）。

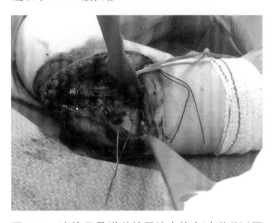

图 3.26 连接尺骨隧道并用缝合线穿过隧道以便更容易通过肌腱。隧道的尺寸大小应该满足允许肌腱通过但不会损害其完整性（IPHOC 版权）。

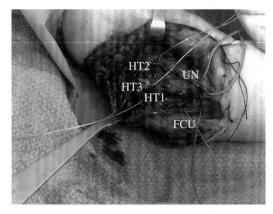

图 3.27 肱骨近端隧道是通过连接内侧副韧带近端止点，恰在内侧髁的前下方（HT1），肱骨远端内上髁上方的前（HT2）、后（HT3）骨皮质而实现的。UN，尺神经；FCU，尺侧腕屈肌（IPHOC 版权）。

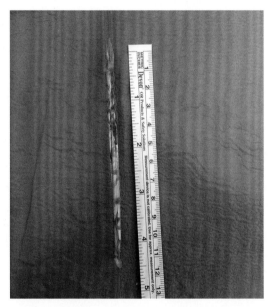

图 3.28 移植肌腱的两端都采用 Krakow 缝合（IPHOC 版权）。

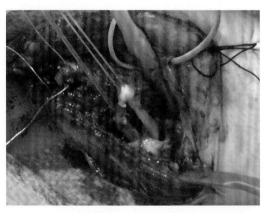

图 3.29 移植肌腱在缝合梭的帮助下穿过尺骨和肱骨隧道（IPHOC 版权）。

侧柱形成的。然后，建立两个从内上髁的近端到远端 2.7 mm 的隧道，与主要肱骨隧道相连接，保留 2 个较小隧道之间的 5~10 mm 骨桥（图 3.27），通过这些隧道将两个移植端的缝线绑在骨桥上。最后，扩大远端隧道到允许移植物的末端进行对接。使用穿线器将一条缝合线从每个近端通道传送到远端，以便最终通过移植物缝合线。在桌子上准备 12~15 cm 的肌腱移植物，并且在移植物的自由端用 2 号不可吸收缝线进行 Krakow 缝合（图 3.28）。然后，在之前穿梭在隧道的缝合线的帮助下，将移植物从前方通过尺骨隧道到后方（图 3.29）。带有缝线的移植物的一端留在肱骨隧道内，借助于缝合器械，将缝合线穿过其中一个近端隧道。随着移植物一端的拉紧，肘部会相应的移动。将移植物的自由端置于肱骨隧道附近，评估其长度是否可以允许其在隧道内拉紧，以此来确定移植物的最终长度。切除多余的移植物，用 2 号编织不可吸收缝合线在其末端做 Krakow 缝合。然后将末端置于肱骨隧道内，缝线从小隧道出来（图 3.30）。

最终，肌腱移植物的紧张度可通过肘关节的全方位的活动维持肘内翻来评定。一旦移植物的紧张度调整合适，将缝合线缝于肱骨髁上的骨桥。

闭合和术后管理

闭合屈肌肌筋膜，放开止血带，并确认已有效止血。如果需要神经移位，则移动神经至内上髁的左前方。皮下和表皮下的伤口闭合以标准方式进行。于肘关节屈曲 60°应用 Sugar-Tong 夹板，并且手臂放置于肩臂固定器上。

肘部固定 10 天后拆除缝线，开始腕部、肘部以及肩部的功能锻炼。4~6 周后，开始加强锻炼的同时避免外翻压力直到手术后 4 个月。在第 4 个月，患者开始投掷训练。通常球员术后 9 个月内不参加竞技运动。

结果

到目前为止，用自体肌腱移植修复 MCL 的最大研究纳入了 743 例患者，并且平均随访了 37 个月。研究发现，83% 的患者在术后 1 年后恢复到之前的运动水平。术后并发症的发生率为 20%，其中只有 4% 是严重的[9]。

在 116 例接受同种异体移植物修复 MCL 的患者中（平均年龄 20.4 岁），平均随访 39 个月发现 88% 的患者在术后 9.9 个月功能恢复到或超过原先水平[10]。

对 55 例使用对接技术接受 MCL 重建的年轻运动员（平均年龄 17.6 岁）随访 31 个月，研究结果

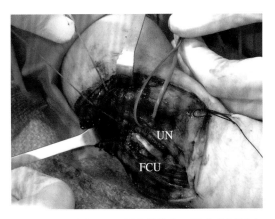

图 3.30 移植物置于肱骨隧道内，缝合线以适当的张力缝合于骨桥上。UN，尺神经；FCU，尺侧腕屈肌

发现 87% 都有很好的疗效。2 例结果不佳的患者都是体操运动员，并且患有肱骨小头的骨软骨炎[11]。

展　望

肘部内侧的疼痛对于诊断可能是一个挑战。当症状是由尺神经问题引起时，诊断很容易通过手部的伴随症状来确诊。只有明确的证据显示神经压迫或关节不稳时，才会选择手术治疗尺神经压迫。当神经压迫呈现为孤立的、特发性的综合征时，内镜或开放性减压通常足以解决症状。但是，当症状出现在严重肘外翻，附加病理改变影响肘部神经通道或神经不稳定，此时应考虑前置移位。皮下移位是最常使用的，并且相比肌下移位有更少的并发症发生。

内侧副韧带不稳是投掷运动员最常遇到的问题，并且应以物理治疗和相关教育开始。只有当保守治疗失败时，才会考虑韧带重建。没有尺神经移位的对接技术会有更好的疗效，且并发症发生率较低。尺神经只有在不稳定的情况或者患者有术前症状时才会考虑尺神经移位。

参·考·文·献

1. Assmus H. The cubital tunnel syndrome with and without morphological alterations treated by simple decompression. Results in 523 cases. Nervenarzt. 1994;65:846–53.

2. Siemionow M, Agaoglu G, Hoffmann R. Anatomic characteristics of a fascia and its bands overlying the ulnar nerve in the proximal forearm: a cadaver study. J Hand Surg Br. 2007;32:302–7.

3. Hoffmann R, Siemionow M. The endoscopic management of cubital tunnel syndrome. J Hand Surg Br. 2006;31:23–9.

4. Hoffmann R, Lubahn J. Endoscopic cubital tunnel release using the Hoffmann technique. J Hand Surg Am. 2013;38:1234–9.

5. Watts AC, Bain GI. Patient-rated outcome of ulnar nerve decompression: a comparison of endoscopic and open in situ

decompression. J Hand Surg Am. 2009;34:1492–8.

6. Zlowodzki M, Chan S, Bhandari M, Kalliainen L, Schubert W. Anterior transposition compared with simple decompression for treatment of cubital tunnel syndrome. A meta-analysis of randomized, controlled trials. J Bone Joint Surg Am. 2007;89:2591–8. Epub 2007/12/07.

7. Macadam SA, Gandhi R, Bezuhly M, Lefaivre KA. Simple decompression versus anterior subcutaneous and submuscular transposition of the ulnar nerve for cubital tunnel syndrome: a meta-analysis. J Hand Surg Am. 2008;33:1314 e1–12.

8. Bartels RH, Verhagen WI, van der Wilt GJ, Meulstee J, van Rossum LG, Grotenhuis JA. Prospective randomized controlled study comparing simple decompression versus anterior subcutaneous transposition for idiopathic neuropathy of the ulnar

nerve at the elbow: part 1. Neurosurgery. 2005;56:522–30.

9. Cain Jr EL, Andrews JR, Dugas JR, Wilk KE, McMichael CS, Walter 2nd JC, Riley RS, Arthur ST. Outcome of ulnar collateral ligament reconstruction of the elbow in 1281 athletes: results in 743 athletes with minimum 2-year follow-up. Am J Sports Med. 2010;38:2426–34.

10. Savoie 3rd FH, Morgan C, Yaste J, Hurt J, Field L. Medial ulnar collateral ligament reconstruction using hamstring allograft in overhead throwing athletes. J Bone Joint Surg Am. 2013;95:1062–6.

11. Jones KJ, Dines JS, Rebolledo BJ, Weeks KD, Williams RJ, Dines DM, Altchek DW. Operative management of ulnar collateral ligament insufficiency in adolescent athletes. Am J Sports Med. 2014;42: 117–21.

4 肱骨远端骨折和骨不连的切开复位内固定

Joaquin Sanchez-Sotelo

本章提要

对于大多数成年人的肱骨远端骨折，切开复位内固定是其治疗选择。肘关节内骨折中单纯肱骨小头骨折经过适当的固定也可以达到一致的好效果。肱骨远端关节面复杂的剪切力骨折，以及延伸到骨柱的骨折则需要更小心注意显露和复位技术。对所有骨折类型而言，预弯的关节周围钢板都是最为可靠的。肱骨远端骨不连也可以通过内固定治疗。治疗成功的重要因素包括对尺神经的保护、骨不连处充分的清创、选择性的缩短以保证骨折端足够的链接和压力、相关挛缩的松解和移植骨的灵活使用。正如我们在其他章节所提到的，肘关节置换更适合某些特殊的肱骨远端骨折和处理某些灾难性的骨不连。

关键词

肱骨远端骨折；肱骨远端骨不连；内固定；植骨

适应证

肱骨远端骨折

尽管一些外科医生认为，对于年老体弱的肱骨远端骨折患者应采用非手术治疗，但大多数这种患者还是通过手术能得到更好的效果。目前我们对内固定或关节置换的相关适应证还不是太清楚，但是，通常只有老年患者伴有非常严重的粉碎性骨折才选用关节置换。根据骨折类型和粉碎性，对所有被认为是可固定的骨折都应尽一切努力进行内固定。

肱骨远端骨不连

对于大多数肱骨远端骨不连，内固定仍是良好的治疗选择。但是，相对于急性损伤，在骨不连中关节置换的使用更多些，特别是当患者远端的骨缺损严重、关节面软骨损害严重，或者患者是老年人，尤其是年老女性患者。

技 术

涉及骨柱骨折的双钢板固定

影像学研究

X 线片可以初步说明损伤的性质和复杂性（图4.1）。但是骨折的粉碎性、移位和骨块间的重叠较难在 X 线片上发现。我们倾向于对所有肱骨远端骨折可能影响骨柱的患者在进手术间进行内固定前进行三维重建 CT，用于内固定时参考（图 4.2）。当患者在手术间麻醉后，牵引后的上肢 X 线片或透视可以提供额外的有价值的信息。

麻醉和体位

我们倾向于在全麻下进行手术，仰卧位、手臂放在胸前（图 4.3），患者也可以侧卧或者俯卧位。患者会同意在术后接受臂丛神经阻滞，从而控制术后疼痛，当然仅在术后远端神经检查正常的情况下进行。无论是远端还是近端，手臂不能被遮盖，以

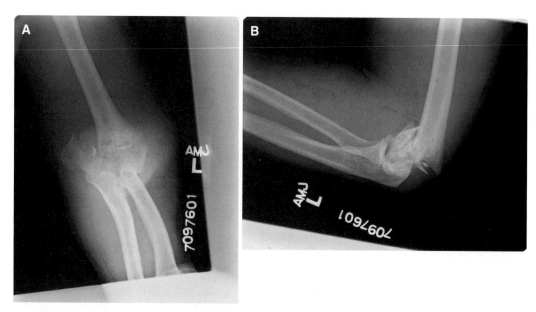

图 4.1　正位片（A）和侧位片（B）显示肱骨关节内粉碎性骨折。由于骨折碎片部分重合，具体细节无法辨别。

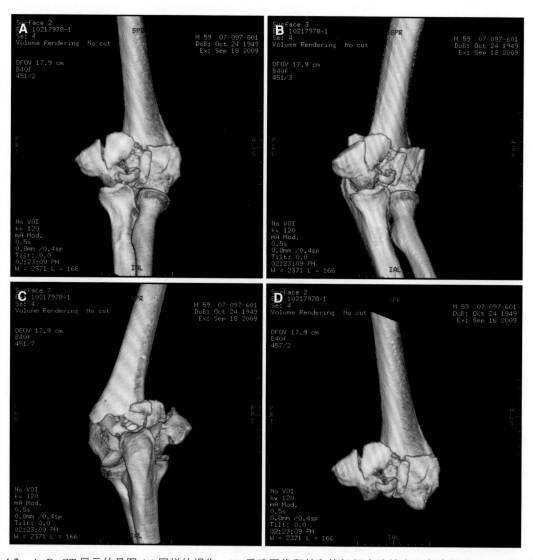

图 4.2　A~D. CT 显示的是图 4.1 同样的损伤。3D 重建图像翻转和软组织去除技术可有效帮助制订术前计划。

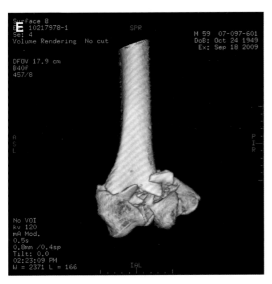

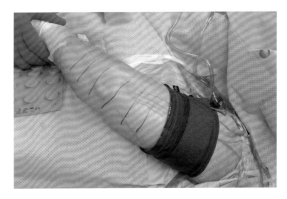

图4.3 肘部皮肤用含碘护皮膜覆盖，并用到无菌止血带，操作时患者仰卧，手臂放胸前。

图4.2 （续）E. CT显示的是与图4.1同样的损伤。3D重建图像翻转和软组织去除技术可有效帮助制订术前计划。

确保手术中足够的视野。我们喜欢使用含碘的黏性护皮膜。我们用无菌止血带来防止污染手术的近端无菌区，而且在需要近端延长伤口时，可以更容易地去除。

体表标志和切口

主要的标志包括尺神经的位置、鹰嘴的尖部、尺骨嵴的边界，以及手臂的后中央线。切口位于皮下的尺骨嵴上，轻微向内弯曲至鹰嘴尖部，并沿手臂后部中心继续切。如果尺神经之后将被移位，则切口要更长。向近端尺骨鹰嘴截骨，使用钢板固定，或者牵开器远端提起肘肌使之显露。皮肤切口的近端延长程度主要基于：① 预计使用的钢板长度；② 患者的体型；③如果要用的外侧钢板特别长，还需要

考虑辨别桡神经。

尺神经的处理

对尺神经可进行原位减压、尺神经皮下前置或转位后复位，放置于解剖位置。多数案例中，尺神经转位是首选。围神经血管需尽可能悉心保护，神经位置需持续观察，以确保复位、安装钢板、置入螺钉和克氏针的过程中的安全。内侧肌间隔远端通常需部分切除，以避免牵扯神经。在外侧柱骨折但内侧柱无骨折且不必放置内侧钢板的特殊情况中，更建议对尺神经进行原位减压。

深层显露

关节外骨折和关节内单一骨折线的骨折可通过所谓的经肱三头肌两侧入路法得到妥善处理。然而，多数骨折需要更多显露，或者通过多种方法将伸肌结构从尺骨分离 [由内向外的肱三头肌分离、反折（Bryan–Morrey），或由内向外的肱三头肌分离、反折（extensile Kocher）或 TRAP 入路]，或者采用鹰嘴截骨入路。我们更倾向于鹰嘴截骨入路（图4.4）。

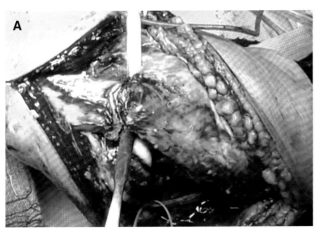

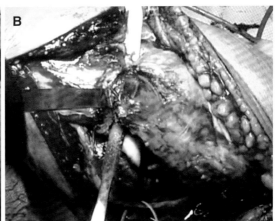

图4.4 A.需鹰嘴截骨的手臂应标记正确，以便锯子从鹰嘴的裸区出来。B.截骨时一开始用微型矢状锯，最后用骨刀。

鹰嘴截骨入路的第一步是用骨膜剥离器牵拉肱三头肌，使其与肱骨远端分离，由后方正中切口，分离内侧副韧带后束和关节囊膜，直至鹰嘴裸露部分显露可见。之后用电刀 V 形标记尺骨背侧的骨膜，尖端在远端，向外侧分开肘肌。将两个小 Hohman 拉钩置于截骨平面两侧，将尺骨翘起至离开肱骨远端，防止因疏忽损伤肱骨远端软骨。也可用引流管或海绵垫于滑车切迹。截骨时开始用微型矢状锯，最后用骨刀。然后将截骨块置于肱三头肌和部分肘肌的近关节处。

复位和固定

关节面表面的必须解剖复位，防止创伤后关节炎及活动受限。为了达到足够的接触和压力，内侧柱和外侧柱也必须解剖复位。如果能提供更多的接触和更大的骨折端压力，则有意识的非解剖复位更可取，包括轻度短缩和错位。

我们对预弯的关节周围钢板的优点很推崇。梅奥诊所于 2007 年发布肱骨远端骨折内固定的操作原则和技术目标，至今仍被认可（表 4.1）。图 4.5 说明了钢板固定的步骤。

表 4.1 用双钢板进行肱骨远端骨折内固定的操作原则和技术目标

操作原则
尽可能地固定远端的骨折碎片
确保所有远端固定都有利于髁上的稳定性

技术目标
固定远端碎片（关节部分）的螺钉的目标
1. 每个螺钉都应穿过一块钢板
2. 每个螺钉都应将一块碎片固定于钢板上，形成包裹式固定
3. 远端碎片应放置足够数量的螺钉
4. 每个螺钉都应尽可能地长
5. 每个螺钉都应接合尽可能多的关节碎片
6. 所有螺钉应交错接合，以此形成一个角度固定的结构，使骨柱结合成整体

固定钢板的目标
7. 钢板应用于髁上对双柱施以一样足够的加压
8. 钢板必须能够在骨折未愈合前在髁上提供足够的强度和硬度，以防钢板弯曲或断裂

关节碎片的复位操作是：旋转碎片并将其附在

屈肌群和伸肌群上，将其他碎片用小克氏针拼起（图 4.5A）。这些克氏针应紧密放在软骨下骨（和碎片中心相反），以避免干扰到稍后会放置的螺钉，暂时使用的克氏针应保证平滑。另外的克氏针用于保证关节部分和骨干的复位。

接着，暂时放置内侧和外侧钢板。远端钢板最好用 2.0 mm 的 Steinmann 针固定在上髁中央。近端用非校锁螺钉经滑动孔临时固定，以保证之后可以微调钢板的位置，同时螺钉不要完全拧紧。接着固定钢板远端，将多个长螺钉穿过钢板，完成表 4.1（图 4.5C）中的所有技术目标。

最长钢板的远端固定好之后，髁上压力相继施加到骨干上。第一个施压的面，取出椭圆形孔里的螺钉，用大的尖复位固定钳穿过骨干，置入螺钉施加压力（图 4.5D）。另一边进行同样的操作（图 4.5E），Steinmann 针由螺钉代替，不用钻孔，以减小意外的钻孔导致的碎裂（图 4.5E）。

其余小的皮质碎片可以用小螺钉、克氏针或可吸收的钉子固定。锁定螺钉的使用目前存在一些争议：一方面，锁定螺钉可提供更好的稳定性，但另一方面，许多锁定螺钉只能置于特定的轨道上，不适用于复杂骨折，尤其是远端部位。近关节处我们依然更倾向于用锁定螺钉。当外侧板需要延长时，注意识别和保护桡神经（图 4.6）。

骨缺损的应对

骨缺损常见于髁上水平。当骨缺损广泛到无法保证有足够的接触和压力实现解剖复位，可利用干骺缩短技术（图 4.7）。用锯子或锉刀剔除骨干面的小范围骨头，缩短肱骨长度，以达到足够的接触。大多数情况下要求缩短至多 1~2 cm。肱骨长度缩短后，冠突窝、桡骨头和鹰嘴随即消失。为允许弯曲，远端碎片放置在骨干前部，为冠突窝和桡骨头弯曲制造足够的空间，然后用锉刀雕出一个新的鹰嘴窝。

肱骨滑车的中心部位偶尔会骨缺损。只要肱骨远端有肱骨小头在外侧和内侧滑动，肘关节就能活动自如，因为肱骨宽度没有缩窄。在这些情况下，我们倾向于在内侧放置一个结构性植骨，将其嵌入使之不会影响关节面（图 4.8）。严重的肱骨小头或内侧滑车的骨缺损需要用到关节的同种异体移植，不过这种情况并不常见。

关闭伤口

进行尺骨鹰嘴截骨来显露时，

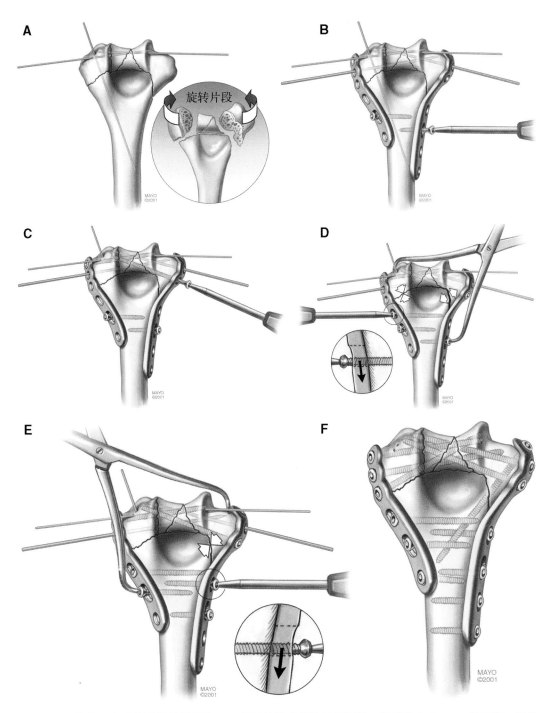

图 4.5　A. 软骨下克氏针进行骨折复位。B. 暂时放置内侧和外侧钢板，远端用 Steinmann 针固定，近关节处用螺钉拧入椭圆形孔中固定。C. 根据表 4.1 中的操作原则，用多个螺钉尽可能固定钢板。D、E. 用复位钳给髁上施压，并置入螺钉（引自 Sanchez-Sotelo 等，经梅奥医学教育和研究基金会同意后修改使用，版权所有）。F. 最终的结构在干骺端有足够压力，远端螺钉交错接合。

剖复位固定很重要。钢板固定可能是最稳固的，但也有可能会增加术后皮肤裂开的可能性，所以我们只给肱骨骨质相对较差而皮肤状况好的患者做钢板固定。否则，可以用髓内钉或克氏针组成一个张力带。鹰嘴钉虽然很吸引人，但是发展还不成熟，我

们通常在关切口前松开止血带，以便止血。引流管不是必须的，皮肤状况好的话，我们倾向于用皮钉来闭合皮肤；皮肤状况不好的话，用单股尼龙线垂直褥式缝合。在开放性骨折和令人忧心的软组织损伤患者，真空辅助闭合系统的使用越来越多。

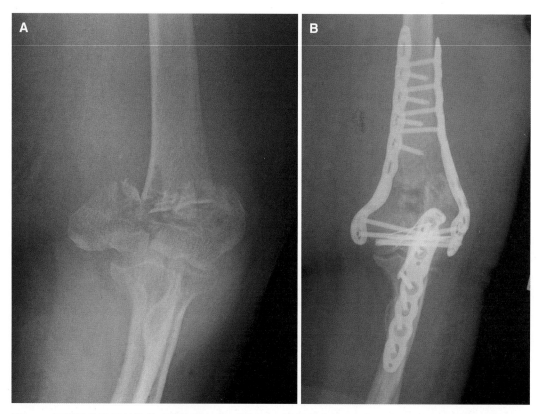

图 4.6　远端关节近端低位粉碎性骨折安装双钢板后，拍摄的术前（A）和术后（B）X 线片。

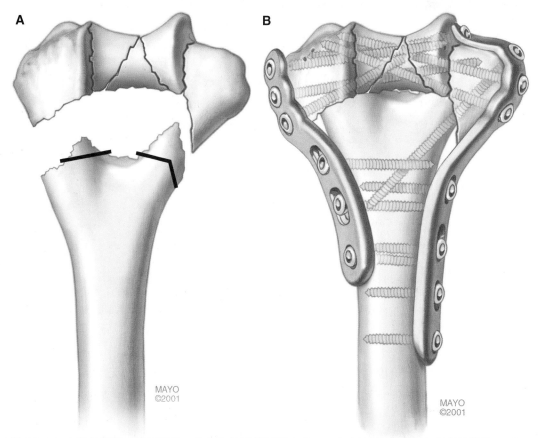

图 4.7　A. 去除骨干面小范围骨头，使加压的接触面最大化。B. 钢板固定的操作和之前的操作原则一致（引自 O'Driscoll 等，经梅奥医学教育和研究基金会同意后修改使用，版权所有）。

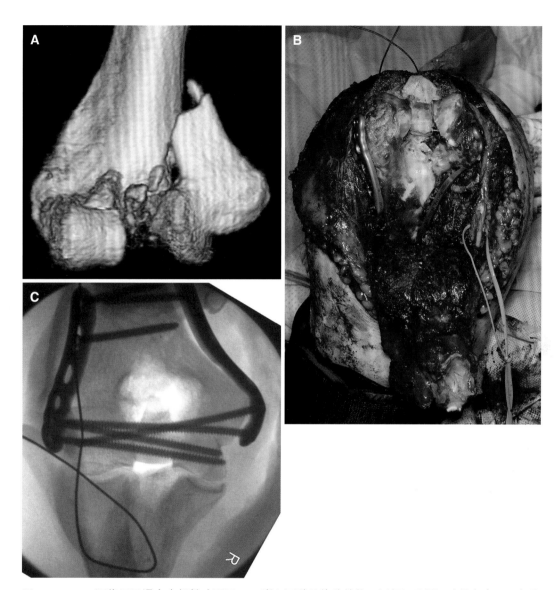

图 4.8 　A. CT 图像显示滑车中部粉碎明显。B. 嵌入同种异体移植物，以保证肱骨远端的宽度。C. 复位和固定后的荧光影像显示嵌入中部的移植物。

术后治疗

在手术间，使用塑料夹板在前方将肘关节固定在伸直位，并保持抬高 2~3 天。对软组织覆盖良好、没有相关神经损伤的患者，需要考虑连续被动运动。否则，开始无限制的活动和主动活动度的锻炼。第 2~4 周起，运动弧恢复缓慢的患者使用伸展支具。

肱骨远端关节剪力骨折

影像学研究

简单的关节剪力骨折只影响肱骨小头，至多影响外侧滑车。利用 X 线片就能进行诊断评估（图 4.9）。更复杂的骨折，如扩展到内侧或上髁的，最好用三维重建 CT 图像进行评估。小的骨软骨骨折可以用磁共振检查。

麻醉和体位

麻醉和体位与之前提到的一致，除了用关节镜辅助复位和固定肘部的患者，我们建议侧卧位，使用关节镜时手臂置于关节镜臂架。

显露

骨折的深层显露取决于伤口的性质。单一的骨软骨碎片，或肱骨小头骨折，无论有没有延伸到外侧滑车，都可以用关节镜检查或经外侧入路进行处理，复杂的延伸到中部或后部的骨折最好采用尺骨鹰嘴截骨。由于关节镜技术在本书其他章节有介绍，之前我们只介绍过如何进行尺骨鹰嘴截骨，因此我们在这部分会讨论简单的肱骨小头侧面显露。

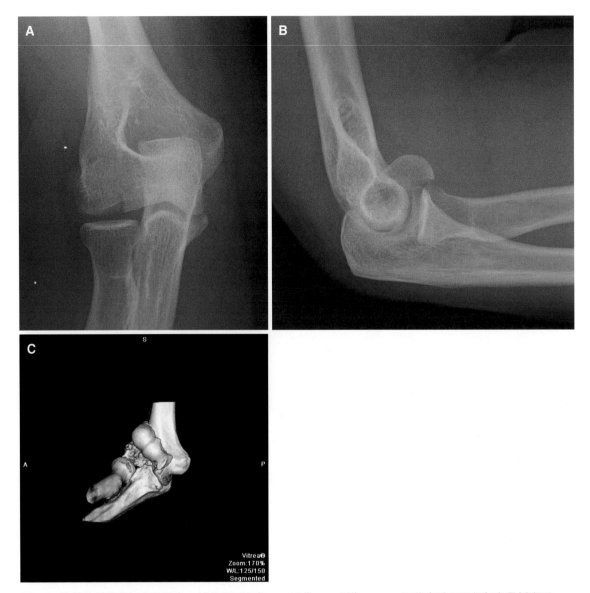

图 4.9　简单的关节剪切力骨折用 X 线片即可观察。A. 正位。B. 侧位。C. CT 图像有助于理解复杂骨折类型。

　　骨折外侧面显露的标志包括外上髁和腕关节 Lister 结节（图 4.10）。可以采用所谓的侧柱流程前段来显露，在开放性挛缩松解部分有介绍（见第 6 章）。皮肤切口的中心位于外上髁，近端由前向肱骨外侧柱延伸，向远端不超过 2~3 cm。皮瓣经皮下被提起后，伸肌总腱从外上髁远端前部分离，和 Lister 结节一致。从外侧柱分离伸肌总腱的止点，进一步显露，这种近端显露只会受制于桡神经的位置。在肱骨前端放置 Hohman 或弯曲的牵开器可以更好地观察外侧关节的前部。

　　内固定

　　内固定的方案依据骨折类型和显露情况而定。小的骨软骨骨折承受不了螺钉固定，可以用金属线或可吸收线，有时候边缘缝合。然而，在实际操作中，多用无头的空心钉穿过关节面固定（图 4.11）。在复位和固定时借助关节镜检查的情况下，更倾向于逆向固定肱骨小头。出现侧面粉碎性骨折、外上髁或外侧副韧带（LCL）综合征时，可能需要一个短的侧面钢板。极少情况下，LCL 需要用经骨缝和线及锚钉重新连接。脆弱的内固定可以通过完全制动肘部或外固定器得到弥补。

　　术后治疗

　　简单的肱骨小头骨折通常要屈位 90° 固定 1~2 周，之后开始保护下的主、被动运动。严重的、经尺骨鹰嘴截骨入路或类似手术入路的，需要先固定 2~3 天，之后根据骨折涉及的骨柱的不同进行康

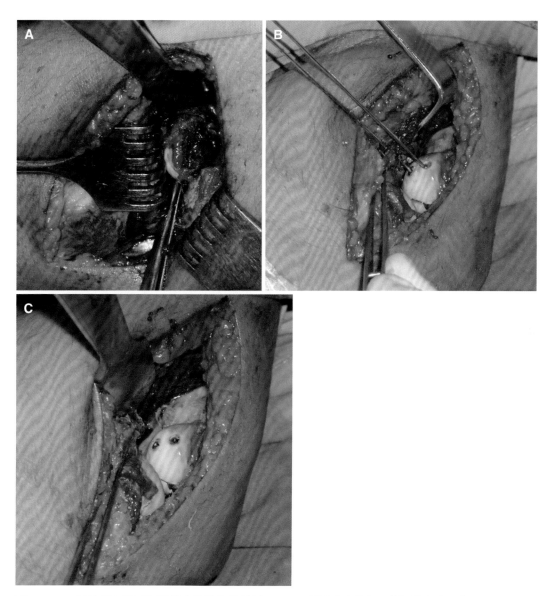

图 4.10 A. 以外侧入路显露肱骨小头移位性骨折。B、C. 用两个无头加压螺钉进行内固定。

复锻炼。

骨不连的平行钢板

多数内固定后的肱骨远端骨不连发生在髁上，非手术治疗后的骨不连可能也有关节内原因。肱骨远端骨不连的内固定流程非常具有挑战性，骨存量通常很有限，在保护和解剖伤痕累累的尺神经时，还必须处理相关的关节挛缩和保留的内固定。有关急性骨折的麻醉、体位、标志和切口等方面的注意事项也适用于肱骨远端骨不连。

影像学研究

如有可能，应该对比术前、受伤时和之前固定时的 X 线片（图 4.12）。CT 可以有效说明碎片和评估骨存量。

显露尺神经

多数时候，之前的固定是通过后中线切口进行的，这也可以用来进行新的固定。开始前，需要谨慎进行尺神经的触诊。尺神经的治疗取决于出现的症状和之前神经上的手术。如果尺神经之前被移位了，且其完全不在原来的位置，则不需要解剖神经。然而，多数病例中，尺神经需要解剖和移动，尤其当患者术前有持续的继发于上次手术的神经病变。

深层显露的注意事项和急性骨折基本一致，但要警惕的是，治疗肱三头肌附着的骨不连要困难得多，仅次于瘢痕粘连。我们倾向于采用尺骨鹰嘴截

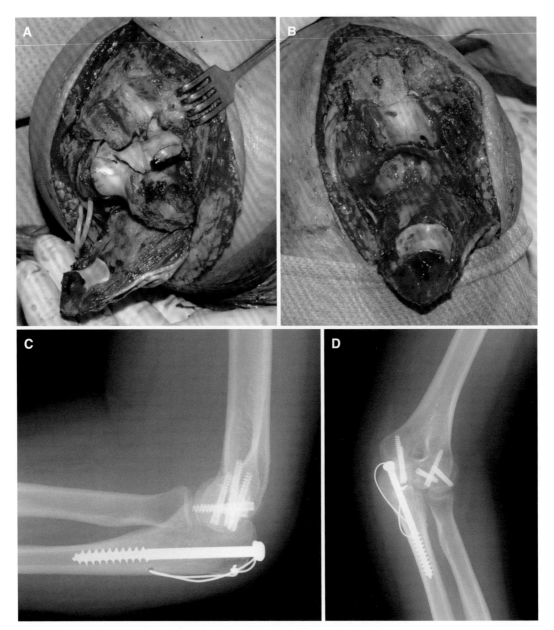

图 4.11 复杂的肱骨远端关节剪力骨折最好采用鹰嘴截骨显露，并用多个螺钉固定。A. 鹰嘴截骨后，可以很好地观察到肱骨远端关节内复杂骨折的情况。B. 无头螺钉可以使关节碎片紧紧固定。C、D. 侧位片和正位片显示良好的复位和固定情况。

骨处理，尤其是如果之前进行了截骨而没有愈合的，之前固定用的所有内固定都要拆除。

内固定技巧

肱骨远端骨不连的平行钢板和急性骨折的操作一致。固定前，很重要的一步是对不愈合骨表面的纤维组织进行清创。髁上骨质疏松通常需要非解剖复位来保证接触和压力（图 4.13）。骨重建应该在骨干侧做，以避免造成之前描述的为保证远端骨存量而做进一步选择性的骨端缩短。这种情况下，需要为桡骨头、弯曲时的冠状突和伸直时的鹰嘴

重新创造空间。

挛缩松解

肱骨远端骨不连的挑战之一是会普遍导致的关节挛缩。如果固定时没有松解，那么术后尝试恢复活动能力要么会失败，要么会增加不愈合部位微移和固定失败的可能。一些外科医师注重固定骨不连，却忽视挛缩、骨不连愈合，术后不活动肘关节，而计划之后做挛缩松解。尽管这种方法对骨头严重受损或固定不稳固的患者来说有效，但我们更倾向于在骨不连固定时就恢复关节活动。

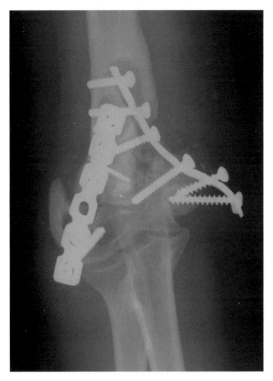

图 4.12 肱骨远端骨不连的治疗很有挑战性，尤其在远端骨存量严重受损的情况下。

在显露时，内侧副韧带的后束和后关节囊很容易粘连。在多数时候，会在肱三头肌的下表面发现厚的粘连关节囊，应该将其完全清除。最好通过骨不连部位接触前关节囊，为保护桡神经和正中神经，前关节囊需小心地锐性切除。在某些情况下，需要对这些神经进行解剖，以确保他们在进行关节囊切除时不会受到损伤。

骨移植

多数骨不连受益于骨移植。在固定骨不连时遇到的异位骨化偶尔可以在显露时被移除，之后用于骨移植。然而，大多数时候最好用髂骨。骨柱上大的结构性损伤可以通过三骨皮质移植重建。颗粒性植骨也可用于所有的骨界面。在关节骨和软骨损伤的病例中，可能需要部分骨关节同种异体移植。

梅奥诊所开发的一项技术，方法是从髂骨上采集双骨皮质，并用螺钉跨骨不连部位将其固定（图4.14）。这些骨板通常宽 1 cm，长 3 cm，用在每个柱的后皮质，从后往前用 1~2 个螺钉进行固定。有了这个技术，移植骨不会随着运动而移位，而对底层皮质的压力可能会促进移植物的融合。

结　果

关于肱骨远端骨折和骨不连的文献中，最相关的研究结果见表 4.2~4.4。

作者观点

治疗肱骨远端骨折很难获得令人满意的结果。对于一些外科医师来说，这些伤不常见，不足以积

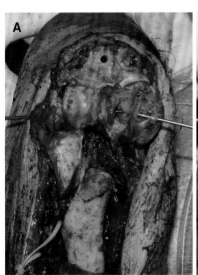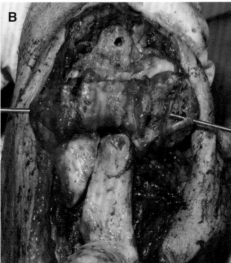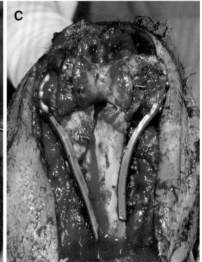

图 4.13 肱骨远端骨不连治疗需要髁上经常性的非解剖复位，以达到接触和压力。A. 解剖固定关节部分。B. 尽可能最大化接触和应力。C. 钢板固定。

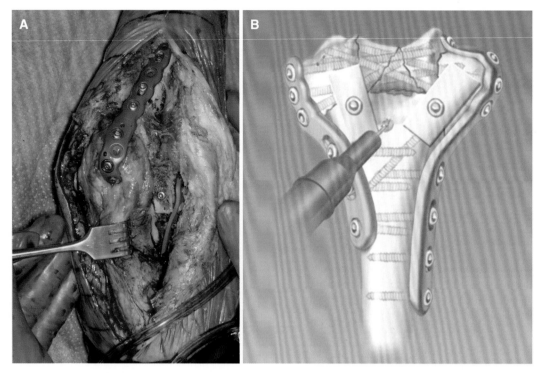

图 4.14　A. 髂骨移植骨可用螺钉固定。B. 之后放置骨移植物钢板，如有需要，可用锉刀加深或重构鹰嘴窝。

累大量经验。幸运的是，用螺钉和克氏针进行的未达标的固定越来越少。在骨柱骨折的愈合和运动方面，已有系统的方法可达到更好的效果，但其他的并发症仍会发生，如尺神经病变、异位骨化和软组织问题等。

准确诊断肱骨远端关节面的横向剪力骨折，有助于更好地治疗更复杂的类型，但由于缺乏对这一损伤程度和范围的了解，显露不足，多数情况下治

疗效果并不好。

肱骨远端骨折不愈合与急性骨折相比明显更复杂。外科医师不仅要掌握肱骨远端骨折固定的所有方面，还要经常处理相关的挛缩、尺神经受损以及髂骨移植的需要问题。与急性骨折相比，在肱骨远端骨不连的治疗中，肘关节置换术应该被更普遍地视为一种可替代的挽救方式。

表 4.2　骨折固定研究结果

研究	样本数	研究结果	并发症（括号内为例数）
Jupiter 等（1985）	34	79% 令人满意，76% 功能性运动	骨不连（2），再次骨折（1），鹰嘴截骨骨不连（2），二级异位骨化（1），尺骨神经病变（4），正中神经病变（1）
McKee 等（2000）	25	DASH 平均 20 分（0~55 分），平均活动度 108°	尺骨神经炎（3），短暂桡神经麻痹（1），骨不连（1），畸形愈合（1），挛缩松解（2），内固定移除（3）
Gofton 等（2003）	23	MEPS 87% 满意，平均活动度 122°	深度感染（1），鹰嘴截骨骨不连（2），二级 HI（3），缺血性坏死（1），骨不连（1），疼痛综合征（1），挛缩松解（3），延迟愈合（3）
Sanchez– Sotelo 等（2007）	32	MEPS 83% 满意，平均延伸 26°（0°~55°），平均弯曲 124°（80°~150°）	延迟愈合（1），尺骨神经病变（6），二级异位骨化（5），感染（1）
Flinkkila 等（2014）	47	极好 14 例，好 8 例，一般 3 例，较差 2 例。平均活动度 123°	感染（3），骨不连（1），畸形愈合（1），鹰嘴截骨骨不连（1），内固定移除 28%

表 4.3　关节内剪力骨折固定研究结果

研究	样本数	研究结果	并发症（括号内为例数）
Ring 等（2003）	21	愈合 100%，平均活动度 96°（范围 55°~140°）	再次手术率 47%：尺骨神经病变（2），内固定移除（1），早期固定损失（1），挛缩松解（6）
Dubberley 等（2006）	28	愈合 89%，平均活动度丧失 25°	再次手术率 42%：鹰嘴内固定移除（6），挛缩松解（7），切开复位内固定修正（1），肘部关节置换（2）
Ruchelsman 等（2008）	16	愈合 100%，平均活动度 123°，9 例非常好，6 例好，1 例一般	内固定移除（1）
Guitton 等（2009）	30	平均活动度 128°，11 例非常好，11 例好，2 例较差（6 例未评估）	再次手术率 67%：不稳定（2），深度感染（2），鹰嘴骨不连（1），挛缩松解（2），内固定移除（10）
Mighell 等（2010）	18	94% 结果好或非常好，平均肘部运动 128°	缺血性坏死（3），骨关节炎（5），再次手术（0）

表 4.4　肱骨远端骨不连重建研究结果

研究	样本数	研究结果	并发症（括号内为例数）
Mitsunaga 等（1982）	25	22 例在 8 个月内愈合	6 例因骨移植或 ORIF 修正再次手术
Sanders & Sacket（1990）	5	全部愈合，功能性结果 2 例好，2 例一般，1 例较差	无
Helfet 等（2003）	52	51 例 6 个月内愈合	表面感染（2），深度感染（2），尺骨神经病变（5），再次手术率 29%
Ring 等（2003）	15	15 例中 12 例愈合	再次手术率 60%（3 例肘关节置换）
Mighell 等（2010）	18	94% 结果好或非常好，平均肘部活动度 128°	缺血性坏死（3），骨关节炎（5），再次手术（0）

参·考·文·献

1. Jupiter JB, Neff U, Holzach P, Allgower M. Intercondylar fractures of the humerus. An operative approach. J Bone Joint Surg Am. 1985;67(2):226–39.
2. McKee MD, Wilson TL, Winston L, Schemitsch EH, Richards RR. Functional outcome following surgical treatment of intra-articular distal humeral fractures through a posterior approach. J Bone Joint Surg Am. 2000;82-A(12):1701–7.
3. Gofton WT, MacDermid JC, Patterson SD, Faber KJ, King GJ. Functional outcome of AO type C distal humeral fractures. J Hand Surg Am. 2003;28:294–308.
4. Sanchez-Sotelo J, Torchia ME, O'Driscoll SW. Complex distal humeral fractures: internal fixation with a principle-based parallel-plate technique. J Bone Joint Surg Am. 2007;89(5):961–9.
5. Flinkkila T, Toimela J, Sirnio K, Leppilahti J. Results of parallel plate fixation of comminuted intra-articular distal humeral fractures. J Shoulder Elbow Surg Am Shoulder Elbow Surg [et al]. 2014;23(5):701–7.
6. Ring D, Jupiter JB, Gulotta L. Articular fractures of the distal part of the humerus. J Bone Joint Surg Am. 2003;85-A(2):232–8.
7. Dubberley JH, Faber KJ, Macdermid JC, Patterson SD, King GJ. Outcome after open reduction and internal fixation of capitellar and trochlear fractures. J Bone Joint Surg Am. 2006;88(1):46–54.
8. Ruchelsman DE, Tejwani NC, Kwon YW, Egol KA. Open reduction and internal fixation of capitellar fractures with headless screws. J Bone Joint Surg Am. 2008;90(6):1321–9.
9. Guitton TG, Doornberg JN, Raaymakers EL, Ring D, Kloen P.

Fractures of the capitellum and trochlea. J Bone Joint Surg Am. 2009;91(2):390–7.

10. Mighell M, Virani NA, Shannon R, Echols Jr EL, Badman BL, Keating CJ. Large coronal shear fractures of the capitellum and trochlea treated with headless compression screws. J Shoulder Elbow Surg Am Shoulder Elbow Surg [et al]. 2010;19(1):38–45.

11. Mitsunaga MM, Bryan RS, Linscheid RL. Condylar nonunions of the elbow. J Trauma. 1982;22(9):787–91.

12. Sanders RA, Sackett JR. Open reduction and internal fixation of delayed union and nonunion of the distal humerus. J Orthop Trauma. 1990;4(3): 254–9.

13. Helfet DL, Kloen P, Anand N, Rosen HS. Open reduction and internal fixation of delayed unions and nonunions of fractures of the distal part of the humerus. J Bone Joint Surg Am. 2003;85-A(1):33–40.

14. Ring D, Gulotta L, Jupiter JB. Unstable nonunions of the distal part of the humerus. J Bone Joint Surg Am. 2003;85-A(6):1040–6.

15. Sanchez-Sotelo J. Distal humeral fractures: role of internal fixation and elbow arthroplasty. J Bone Joint Surg Am. 2012;94(6):555–68.

16. O'Driscoll SW, Sanchez-Sotelo J, Torchia ME. Management of the smashed distal humerus. Orthop Clin North Am. 2002;33(1):19–33. vii.

5 尺骨近端和桡骨头骨折的重建技术

James M. McLean, George S. Athwal, and Parham Daneshvar

本章提要

肘部骨折的手术治疗方式的选择很多，这取决于诸多因素。对于具有多种合并症、依从性很差或者在治疗过程中无法达到其预期结果的患者应谨慎对待。手术治疗常推荐应用于：无法闭合复位、不稳定型的骨折及伴重要韧带损伤而致肘关节不稳的骨折。

无论选择何种治疗方法，其目的都是减轻疼痛、维持肘关节稳定及恢复关节活动至功能可接受范围。本章讨论尺骨鹰嘴、尺骨冠突以及桡骨头骨折的手术治疗策略。

关 键 词

尺骨鹰嘴；尺骨冠突；桡骨头；骨折；关节置换术

前 言

肘部骨折的手术方式多样，由多因素决定。手术决策影响因素包括：患者因素、骨折类型、患者预期结果以及软组织的损伤程度。手术治疗通常用于难以闭合复位及不稳定的骨折类型，对于明显的韧带损伤伴肘关节不稳的骨折是可以通过保守方法治疗的。完善的术前评估应包括：病史和检查、X线平片或应力位片、CT。磁共振成像（MRI）扫描或者动态透视检查对于精细软组织损伤的鉴别具有一定价值，有助于制定对解剖和功能恢复更为合理的治疗策略。

对于具有多种并发症、依从性很差或者在治疗过程中无法达到其预期效果的患者应谨慎对待。无论选择何种治疗方法，都应以减少肘关节的疼痛，维持结构稳定为目的，同时将运动功能恢复到可接受范围。患者应当被充分告知他们所受损伤的程度、拟定干预措施和相关风险、术后恢复期及其持续时间、所建议的限制活动要求和康复需求以及患者所预期的预后。同时，应充分告知患者所关心的各个方面的基本问题，有助于增进医患关系从而增加获得有利的结果。

鹰嘴钢板在急性骨折中的应用

影像学

骨折特征通过正、侧位X线片进行评估，并以此制定治疗方案（图 5.1A、B 和图 5.2A、B）。CT扫描同样也有帮助，被用于更好地了解骨折的类型，并对粉碎性鹰嘴骨折的术前计划的制定有重要的帮助（图 5.1C、D 和图 5.2C）。

X线片可在手术过程中作为模板用于指示骨折碎片的分布，也可用于指导器械的使用。这是一个确认患处解剖和生理情况的有效方法，因此，损伤情况可以预先得到了解，匹配的器材和内植物也可以在术前做好准备。

适应证

钢板内固定术是粉碎性或骨质疏松性骨折的最好选择。我们选择钢板连接优先于张力带，因为有

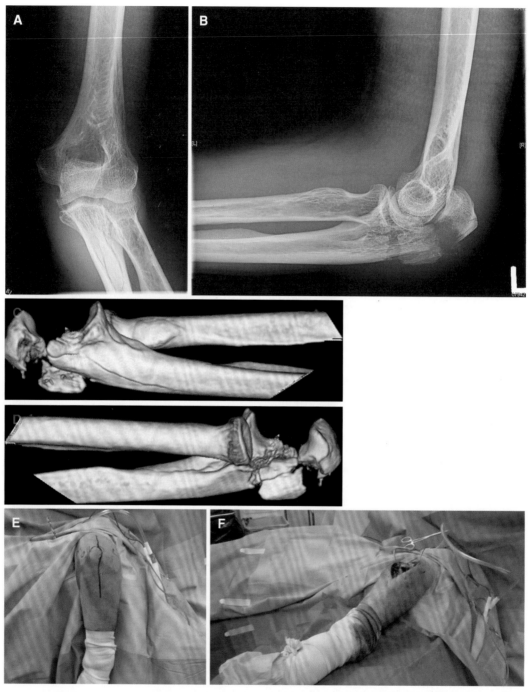

图 5.1 患者男性，67 岁，右利手，因在楼梯上不慎跌落致左肘闭合性移位损伤。X 线片提示左肘关节内粉碎性骨折。CT 扫描可以更好地显示骨折碎片并安排手术。关节内碎片可以通过螺纹克氏针和钢板结合的方式固定。双钢板用来固定骨折块。A. 左肘的术前前后位 X 线片。B. 左肘术前侧位片。C. 中立位 3D CT 重建。D. 侧位 3D CT 重建。E. 患者侧卧位时手臂悬于支撑上。皮肤上已标记好尺神经位置并拟订手术切口。F. 可将肘部保持外展位置于梅奥台上以便复位。

些病例中根据骨折线角度难以构建正确的张力带，还有些翻修病例中难以建立张力带。

患者体位

患者保持侧卧位姿势，手肘自由悬挂于长板上，手肘以上缠绕未经灭菌的充气式止血带。骨突用护垫充分保护，并确保呼吸过程中胸腹的自由活动。胸壁对侧下方放置一个 1 L 生理盐水袋以保护神经血管结构。气垫充气以支撑患者，确保手臂在此位置可以正常屈曲和外展，确保在手臂消毒完毕

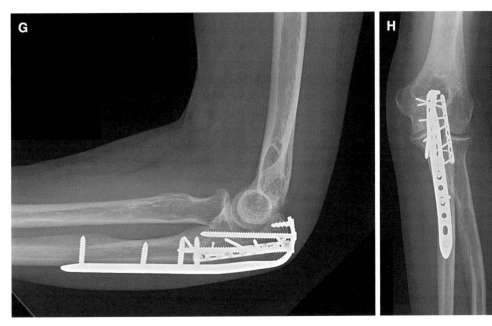

图 5.1 （续）G. 左肘术后正位片。H. 左肘术后侧位片。

并包裹起来之前图像增强器可以获得预期的术前图像。将手臂以外展位放置在铺垫好的梅奥台上以帮助复位和内固定装置的安置（图 5.1E、F）。另一种体位是患者采取仰卧位，手臂置于胸前，当不宜采取侧卧位时应采取此体位。

麻醉

当患者情况允许时本章节所提到的流程均可只在局麻下完成。然而，在更多不允许的情况下，全身麻醉与局麻相结合以控制术后疼痛则是首选方法。如果有任何关于骨筋膜室综合征的可能或者有任何神经血管问题则应禁止使用局麻。

体表标志

鹰嘴突起、内侧髁和外侧髁均可触到，内侧和外侧均可清楚标记。尺神经的位置可以标记出，尺骨嵴的轮廓可以通过触诊得到并且标记出。

切口

首先在肘后部正中距鹰嘴碎片上方约 5 cm 处做一纵行切口。在鹰嘴尖的上方，切口向外侧弯曲使切口可以延伸到鹰嘴的外侧。随后切口回至尺骨轴皮下边界的正中，且可以视情况向远端延伸。围绕鹰嘴尖做弧形切口可以使切口远离尺神经，并可以避免缝合线位于肘部的张力区或金属内植物的上方。

尺神经

在创伤病例时，尺神经有可能移位或者受损。如果有可疑的尺神经受损，且骨折不需要解剖尺神经周围的结构，则术中不需要解剖及辨认尺神经。

在其他情况下，则需在肘内侧的肘管中显露尺神经。最安全找寻尺神经的位置是在距肘关节线近端数厘米的肱三头肌内侧头筋膜内。尺神经可向远端追踪，当切口延伸至肘管和 Osborn 筋膜时可显露。我们应避免松解神经并在原位适当减压。但当发现神经松动时，则需完全松解并前置于皮下。在这种情况下，应注意识别和保护尺侧腕屈肌（FCU）运动支，其远端延伸到 FCU 肌腹。在这种情况下，神经被完全解剖出来，血管环绕着它，以确保它随时可以被轻易识别。

预期结果

骨折处的血肿和骨膜应被完全清除，显露肱骨远端关节面。关节腔应仔细探查，彻底冲洗以去除腔内不可修复的骨折碎片。在累及关节面的骨折中应尽可能保留碎片以便完成解剖复位。

附着的软组织和骨膜可以显示骨折碎片的边缘，方便明晰复位过程确保关节复位，同时也应当注意保护可修复的小骨碎片的软组织附着。

复位和内固定技术

骨折碎片应用持骨钳小心夹持并复位以保证复位成功和关节在位。肘关节以外展位置于铺巾完毕的梅奥台上以便在骨端完成复位。复位时使用大持骨钳进行临时固定，在远端骨片的背侧皮质上钻一个孔以便更好地使用骨钳。在理想状态中所钻的孔应该使骨钳和骨折线成 90° 夹角以使骨钳不妨碍钢板的放置，或者可以使用两根 1.6 mm 克氏针穿过骨折位置以固定复位完成的断端或用以加固。

在粉碎性骨折中，上述要求比较难以达到。碎小的或已粉碎的骨块可用光滑的克氏针暂时固定或用一块小偏心板固定（图 5.1G、H）。对于关节内粉碎性骨折，可用螺旋克氏针加固并将钢板截至合适尺寸（图 5.2D、E），此时主要的鹰嘴碎片已完成复位并用钢板固定。

背侧皮质表层和关节边缘应仔细检查确保完成解剖复位，相较于钢板的复位，术中 X 线透视更应优先确认轴心复位。

我们更倾向于使用术前塑形的低剖面钢板，尽可能紧贴地扣住鹰嘴，尤其应注意重塑尺骨近端背侧的角度[1]。当固定钢板时，锁定方式对于骨质疏松骨块和近端骨是非常有用的，但对于新生骨骼和健康骨骼则不是很必要。

当放置钢板的时候，肱三头肌中线处的全层劈开有助于钢板直接贴合鹰嘴防治骨块游离。钢板置于鹰嘴近端对于近端骨折十分有用，通过包绕鹰嘴和防治骨折块脱出对于骨质疏松骨的远期支持也有帮助。钢板首先固定远端，锁定孔可以帮助钢板更好地贴合鹰嘴尖端。肱三头肌通常最后修补。

随后近端碎片用多个螺钉固定，固定时应避免穿过骨折部位。螺钉应选用单皮质螺钉，但要尽可能长以使近端的固定达到最好的效果。一旦近端开始固定，远端螺钉就应在骨折处适当加压。最后，最近端的轴位钉应通过鹰嘴打进尺骨干，穿过骨折部位（图 5.1G 和图 5.2E）。

肘关节应在一个适宜的运动范围以保证关节可以平滑的屈伸旋转，运动产生磨损或者早期运动受限可提示螺钉穿入关节或者有肱骨远端、尺桡骨近端所造成的关节对位不协调。

最后，通过 X 线片确定钢板和螺钉位置正确。因为关节表面的复杂形状，斜位片和现场透视对于确认所有螺钉长度合适、未进入关节是十分有帮助的。尽管钢板固定已应用十分广泛，但对于简单的横向撕裂骨折，张力带修复是更合适且更廉价的方法。

治疗陷阱以及并发症的避免

大骨块缺损

大骨块的缺损因为严重的粉碎性骨折在骨质疏松患者中是比较常见的。在这种情况中，只有对功能需求低的老年人才可以去除粉碎的骨块[2-4]，这种做法在不稳定的肘关节中是禁止的。生物力学的研究显示破坏鹰嘴的连续性会增加角度和旋转的不稳定性。因此，应做尽可能小范围的切除[5]。

当年轻患者发生骨缺损时，应尽一切努力保留关节的完整性以此保留鹰嘴的长度，并通过自体骨移植、骨替代物或者异体骨填补缺损部位。应当注意的是，在不包含皮质的骨缺损中应避免因疏忽而导致的关节内移植物移动和外来压力对尺神经的压迫。

近端尺骨鹰嘴骨折的固定不良

有时，由于骨折粉碎过于严重或骨的质量不佳，鹰嘴近端骨折块难以用钢板牢固复位。在这种情况下，可以通过对肱三头肌韧带使用 Krackow 法缝合，此时肱三头肌腱在远侧穿过钢板或者与骨平行地钻孔[6]，或者可以选用 18 G 的无张力克氏针。另外，在这些情况下，可用延长钢板提供支持同时阻止近端骨折块的游离，这样的钢板也需要更多的近端螺钉固定。最后，在严重粉碎骨折中，可使用两块或三块钢板（图 5.1G、H）。

无法识别更复杂的损伤

外科医师应警惕细微的关节面不完整，因为其可能提示潜在的软组织损伤，当进行手术时，外科医师应准备将这些损伤部位定位出来。鹰嘴骨折可能包含外尺侧副韧带（LUCL）的撕脱骨折块，有时包括有尺骨近端的骨块（旋后肌嵴）、内侧副韧带（MCL）或者环状韧带（AL）的撕裂，这其中也可包括冠突骨折或尺肱骨的脱位骨折和 / 或尺桡骨近端关节的骨折，应该在骨折复位后进行肘关节的术中检查以评估关节的稳定性。因此在确定后，每一处损伤应做相应处理，未能解决和稳定这些损伤可能导致早期复位失败、慢性肘关节不稳定和 / 或创伤后骨关节炎[7]。

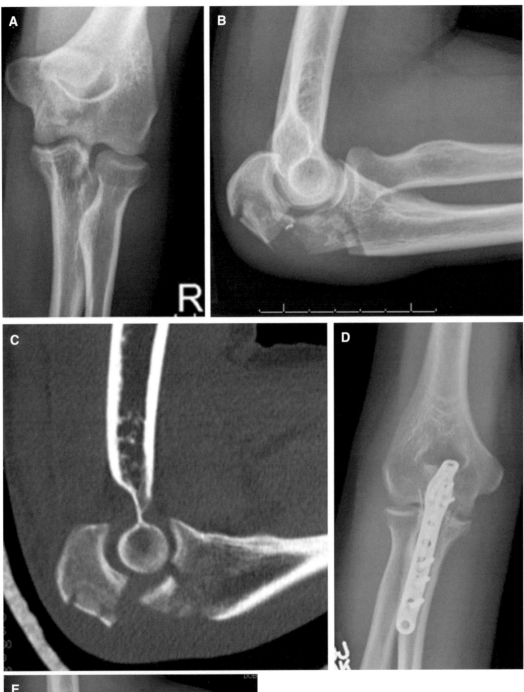

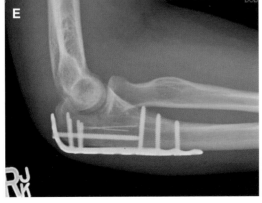

图 5.2　患者男性，30 岁，右利手，跑步时摔倒导致右肘关节闭合性脱位。X 线片提示闭合性关节在位的鹰嘴骨折。关节内骨折碎块用修剪过的螺纹克氏针固定。鹰嘴突起借此复位并用术前塑形的锁定钢板固定骨折处。A. 右肘术前正位片。肱桡连接保留相对完好。B. 右肘术前侧位片，显示粉碎性的关节在位的鹰嘴骨折。C. 右肘矢状位 CT 扫描显示粉碎性骨折以及关节受压。D. 右肘术后正位片。E. 右肘术后侧位片。

术后僵硬

术后僵硬是常见情况，最常见的表现为屈曲或伸展不到位，其次为旋前或旋后幅度的减少。应当提高警惕的是近侧尺桡关节的愈合不良、内植物突出、遗留的 Essex-Lopresti 损伤或漏诊的下尺桡关节脱位。当肘关节僵硬顶端柔软且界限不明时可通过积极的物理锻炼恢复，当肘关节僵硬且出现坚硬界限清晰的突起时提示新近的关节囊挛缩或者骨块增生，这种情况 X 线片或 CT 扫描可以作为评估异位骨增生、关节愈合不良、螺钉刺穿关节腔或骨关节炎的有效手段。如果关节对位良好，无骨块移动，积极进行物理治疗，良好的治疗效果会在术后 1 年内达到。在极少数明显僵硬的病例中，除了常规治疗，取出内植物、骨关节囊松解应在考虑范围。

尺神经麻痹

大多数尺神经麻痹是短暂的，大多是由最初的损伤、术后水肿、血肿压迫或者术中的过度收缩所造成，大多数患者会在术后 6~12 周痊愈。如果愈合延迟或愈合不全，神经传导和肌电图报告可帮助诊断。如果怀疑神经损伤或愈合不全，可进行探查并进行神经松解术以证明。

正中神经或骨间前神经麻痹

这些神经损伤极其罕见，由医源性的继发损伤引起的，一般由钻孔或克氏针穿透尺骨近端前侧皮质引起[8]。

内植物突起

内植物突起尤其在体型较瘦的患者水肿消除之后最常见，有报道显示内植物突起是二次手术最常见的原因[7,9]。

术后康复方案

肘部在术后 2 周应该用包至肘上的石膏夹板固定在约 70° 以限制活动，并用吊带悬挂。从术后第 1 天开始鼓励进行肩部和手指的锻炼。

术后第 2 周可以去除夹板，检查伤口并拆线。当达到预期固定效果时，可以主动锻炼以及借助重力锻炼，前臂此时也可以开始。患者应被告知避免使肘部外展，避免用力或伸展活动，再过 3~4 周以后可以弯曲超过 90°。

如果复位情况难以令人满意或者患者依从性差，可以用夹板固定器再次固定 2~4 周以增强固定效果。

术后第 6 周，X 线片显示恢复良好后可以进行肘关节的充分活动，术后第 8 周可以进行肱三头肌的锻炼。

尺骨冠突骨折

影像学

冠突骨折通常提示更为复杂的损伤，并且应当高度警惕同时发生的韧带损伤和 / 或自发移位的创伤性关节脱位。通过前后位和侧位 X 线片可得出对治疗具有指导意义的结果（图 5.3A、B）。按照 Morrey 分型可通过 X 线片将冠突骨折分为基本的 3 类（尖端骨折 <10%；骨折部位 ≤ 冠突高度的 50%；骨折部位 > 冠突高度的 60%）[10]。

通常认为 CT 扫描是充分了解损伤情况的关键，可以凭此在术前准备合适的器材和内植物。CT 扫描可以更好地帮助理解骨折，有助于做出术前方案（图 5.3C、D）。我们使用 O'Driscoll 冠突骨折分型来指导骨折的处理[11]，该分型对于定义和理解损伤的病理解剖具有十分重要的意义，并帮助明确治疗目的应是解剖和功能上的痊愈。

术中 X 线片通常对于分辨这些复合且精细的损伤模式具有诊断价值。动态透视可以帮助分析伤害伴随发生的软组织损伤程度以便在术前更好地理解损伤情况（图 5.3F、G），确认骨折复位情况、关节在位情况、钢板放置位置和螺钉长度，以及固定完成后肘关节的稳定性。

冠突尖骨折通常会发生后方或侧后方肘关节的脱位，同时伴随桡骨头骨折，这通常构成严重的三联损伤。通常我们复位 Morrey 分型中的 II 和 III 型也对其余的类型采取相应治疗措施，通常对于 I 型的冠突尖部撕脱性骨折采取保守治疗[12]，大的冠突基底部骨折通常会有后方骨折脱位或合并鹰嘴的骨折脱位。损伤的类型会提供结构是否稳定等重要手术信息。

在不涉及桡骨头的冠突骨折的病例中（尤其是前内侧边缘和 / 或结节顶部骨折），应当注意内翻位后内侧旋转暴力引起的损伤（VPMRI，图 5.3）。本章列举我们所推荐的前内侧冠突骨折的手术治疗策略，这些骨折多与 VPMRI 相关。VPMRI 一般并发外侧尺副韧带（LUCL）损伤，通常需要双侧入路。

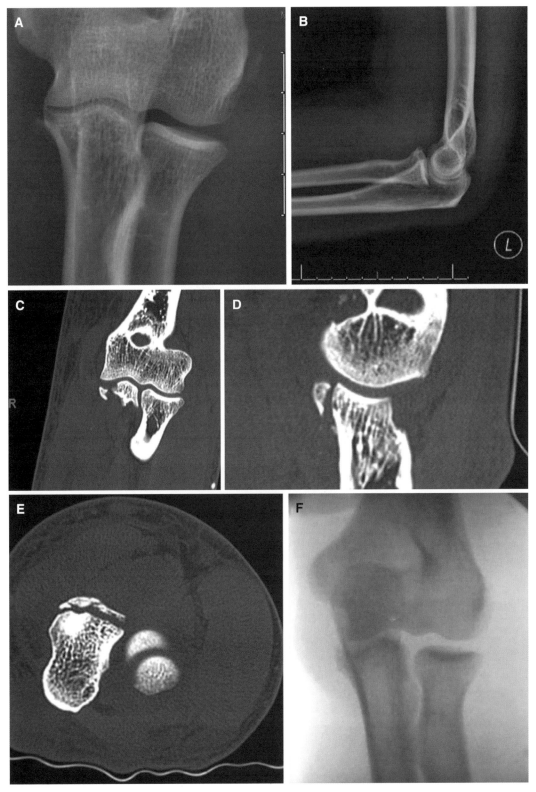

图 5.3 患者男性，59 岁，右利手，因打网球时不慎跌倒致单一右肘部闭合性骨折，无脱位，但患者自感肘部不稳。X 线片显示右侧鹰嘴关节内粉碎性骨折。CT 扫描更全面地显示骨折块情况，并相应地安排手术。患者仰卧位下行冠突前小关节的内固定治疗。关节内骨块通过裁减过的螺纹克氏针固定。随后对冠突进行复位。术前塑形的钢板弯曲后被放置于骨折处起到支撑作用。外侧韧带复合体被从肱骨连接处剥离，然后在后方定位板的上方复位于肱骨上。A. 左肘术前正位片。B. 左肘术前侧位片。C. 左肘术前冠状位 CT 单层扫描。D. 左肘术前矢状位 CT 单层扫描。E. 左肘术前轴位单层 CT 平扫。F. 术中肘部平展 X 线片。

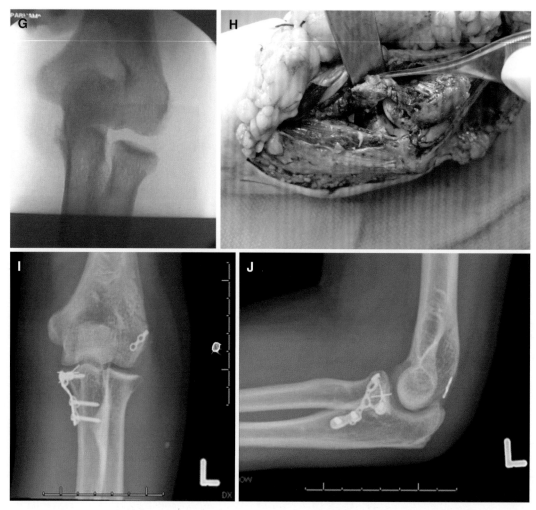

图 5.3 （续）G. 术中肘关节内翻应力位 X 线片。肱桡关节间隙增宽，但更重要的是滑车滑向前内侧冠突面的凹陷。这通常与内翻后内侧旋转不稳定有关。H. Taylor & Scham 入路 [14] 用于前内侧面的冠突骨折。肱骨和尺骨头之间的尺侧腕屈肌（FCU）间沟增宽。尺神经被牵拉向前方，尺侧腕屈肌、尺骨头被牵向后方。I. 左肘术后正位片。外侧副韧带复合体在小钢板上方修复。J. 左肘术后侧位片。

适应证

体积大于 15% 的冠突尖端骨折应当进行复位 [13]，前内侧冠突骨折提示与 LUCL 相关的 VPMRI。有报道显示这些损伤如果保守治疗会有不良转归，因此我们更倾向于手术治疗 [13]。

患者体位和止血带

患者取仰卧位，手臂置于透 X 线搁手台上，垫起肩胛骨和脚跟的骨性突起。在术前或给药后，主刀医师应评估肩部的活动角度以获取合适的术中位置，并当患者肩部活动受限时进行调整。患者手臂应置于搁手台边缘以便肘关节可以自由活动，该体位的关键之处在于可以使图像增强器处于合适位置，以便在手臂消毒包裹前获取需要的 X 线片。

麻醉

见前述部分。

体表标志

尺骨鹰嘴骨性突起和肱骨内上髁可触诊到，尺神经通常从这两处标志之间穿行并可在术前标记出，外上髁、桡骨头和尺骨纵轴的皮下边界也可以触诊到。当发生急性损伤时，体表标志有时因为出血和水肿难以发现，因此桡骨头有时难以触及。当前臂连续绕轴旋转时桡骨头更易被触及，从而有助于创伤中肱桡关节的定位。

切口和入路

如果冠突骨折的部位允许，我们更倾向于单

一外侧切口（例如冠突尖端骨折，尤其是桡骨头骨折或需要进行关节置换）。但是，通常情况下采用双侧入路显露和定位冠突的前内侧骨折部位。以上切口也可以延伸为单一广泛的后切口（我们所推荐的），或两个单独的内侧和外侧切口，单一内侧切口极少应用到。一般情况下，先由内侧切口定位冠突，再由外侧切口定位外侧结构。如果前内侧骨折大而较完整，则可进行成熟的切开复位内固定，一般外侧副韧带并不需要修复。然而，为了保护内侧的固定，尤其是韧带附着的撕脱骨块通常小而脆，外侧副韧带在大部分情况下是进行修复的。

内侧入路

这种入路被用于前内侧面冠突骨折或大块骨折。主刀应位于靠近患者腋窝的位置，肘部应该90°屈曲同时肩部外旋以显露肘内侧，做后侧切口然后从中将全层筋膜皮瓣牵引起。尺神经很清晰地被分辨出，然后如前描述的一样松解并进行保护。

对于前内侧面冠突骨折或大的基底部骨折，我们通常使用 Taylor & Scham 入路[14]（图 5.3H）。分离肱骨和尺骨头之间的尺侧腕屈肌间沟，当肌间沟分离到远端时应当注意分辨保护桡侧腕屈肌间尺神经的运动支，这可以使尺神经牵向前，使肱骨尺侧腕屈肌头牵向前，尺侧腕屈肌尺骨头牵向后（图5.3H），这使埋藏于下面的内侧副韧带暴露出来，内侧副韧带的后束支构成肘管的下平面并远离粗隆插入尺骨的后内侧[14]。前束支可以通过它更趋于远方的纤维束辨别，并且更加向前直入粗隆，分离过程中应小心避免损伤内侧副韧带并提起旋前肌屈肌远离关节囊和内侧副韧带前支。

对于冠突尖端和基底骨折，我们围绕内侧副韧带前支进行复位和重建。这些骨折通常伴有明显的内侧韧带和关节囊的损伤。但对于前内侧面的骨折，主要包括粗隆和前内侧尖端，我们通常打开内侧副韧带和与前内侧面相关的近端组织以获得关节和骨折部位的清晰视野便于复位和固定。

预期结果以及复位和重建技术

冠突的复位通常由骨折块的大小和粉碎程度决定。当冠突尖端小碎块需要复位固定时，通常用 2 号不可吸收编织缝线固定。缝线从骨折块上方肘前方关节囊穿过。当采用外侧入路且桡骨头完整时，该方

法比较困难，需要额外增加显露位置或增加前内侧入路。前交叉韧带导向器（ACL-guide）用于从尺骨背侧精确地钻出两条平行的缝线孔，用于固定冠突尖端。一旦成功，使用导向器将缝线穿至尺骨背侧。骨折块暂时性用有齿钳复位，然后拉紧缝线并打结。

再稍大一些的骨折块有多种方法复位。一旦冠突显露后，骨折部位可以再次评估重新选择最优方法。可能的话，骨折块最开始可以用大一些的钳子夹住或通过克氏针固定。小一些的骨折块或骨折碎片可以用螺纹克氏针从掌侧直接固定（图 5.3I、J）。然而，如果骨折碎块更倾向于横行的话，螺纹克氏针可以在前交叉韧带导向器的指引下或直接徒手从后侧穿至前侧。注意不要再进一步使碎片破碎，这些骨块的一次穿过通常是可以实现的。

中间的骨块可以通过螺钉或小钢板复位。如果轨迹允许，我们更倾向于使用两根 2.7 mm 无套筒全螺旋螺钉从掌侧穿至背侧，否则使用有套筒固定的螺钉从背侧至掌侧更为有用。如果固定得当，可以活动以评估肘关节的稳定性。若钢板固定不牢，可通过术前塑形的冠突钢板以抵抗后方肱尺半脱位产生的压力（图 5.3I、J）。许多供应商生产该过程中会用到塑形钢板，但小 T 形钢板也可以通过塑形达到支持的作用。

严重的粉碎性骨折即使限制了固定也是可以完成的，可以采用螺纹克氏针和钢板固定结合的方式。如果更严重的粉碎性骨折难以精确复位可以使用开放式克氏针固定，继而使用静态外固定支架进行固定。

陷阱以及应避免的并发症

内侧韧带复合体

通常内侧韧带复合体和常见的屈肌起点附着处在肘关节脱位的骨折中会被撕裂或撕脱。相较于外侧的尺侧副韧带（LUCL），我们更优先固定这些结构，但应在最后才进行张力修复[15-17]。韧带的稳定性在第 7 章详细讨论。

外侧韧带复合体

前内侧冠突骨折通常伴随着外侧的尺侧副韧带损伤[11]。桡骨头极少在内翻位后内侧旋转暴力（VPMRI）引起的肘关节损伤中骨折[11]。外侧韧带复合体应当在手术通过外侧入路时处理。如果LUCL 的损伤难以修复或因慢性肘关节不稳定而产生二次损伤就需要关节重建或合页固定器加以固定。肘关节的不稳定在第 7 章中详细讨论。

大骨块缺损

这种情况可采用同种异体骨移植或自体骨移植（例如桡骨头或鹰嘴尖）。许多病例和技术都在文献中进行过描述[18-22]。

尺神经

当通过尺侧腕屈肌底部行至内侧边时，尺神经已经如前描述的进行了松解，并会在手术结束时进行皮下前置。但是，如果采用分离屈肌旋前肌的方法尺神经有可能会仍留在原位，并将在手术结束时再次评估。肘部会沿一定的角度进行屈伸活动以测试神经是否在肘管内。如果尺神经有半脱位的倾向应将尺神经前置于皮下。

慢性冠突骨折

延误治疗可能会导致冠突骨折块的吸收或愈合不良，这种情况需要重建措施[20,22,23]。

术后僵硬

参见前述部分。

术后管理

术后管理由损伤情况、固定情况以及患者情况决定。一般情况下，肘部应在术后固定在跨肘的石膏固定夹板 10~14 天。对于肘内侧支持受损且只进行过 LCL 修复的 VPMRI 患者，肘部应固定在旋转中立位并弯曲 90°。前臂旋前可减轻 LCL 的负荷，但加重内侧边的负荷，因此，旋转中立位较为折中。手臂固定在患者身侧并严禁肩关节外展，因为这个动作会同时加大 LCL 的负荷以及内侧骨性支撑固定的压力。术后第 1 天应鼓励进行肩和手指的主动辅助和被动锻炼。

随后去除夹板并检查伤口，予以铰链肘部支具保护钢板和修复过的韧带。接下来 4~6 周在托中进行屈伸锻炼，伸展通常限制在 45° 以内，并逐渐增加。应当鼓励 90° 屈曲时进行主动和辅助前臂旋前、旋后锻炼，但避免在伸直时这样做。轻柔的屈伸等张收缩训练只有在最后才可以进行。

桡骨头切开复位内固定

影像学

我们使用前后位及侧位 X 线片评估骨折特征，根据这些骨折特征可以决定手术治疗方案（图 5.4A、B 和图 5.5A、B）[25]。我们使用经 Johnsten、Broberg、Morrey 改良的 mason 桡骨头骨折分型去协助治疗[26]。

CT 扫描可以更好地辅助理解骨折类型并且有助于制定手术计划（图 5.4C、D 和图 5.5C~E）。CT 扫描可以更好地评估骨折特征，同时也有助于评估微小的撕脱性骨折及尺骨冠突骨折，这些情况在普通 X 线片上很难评估甚至根本就不能发现。一个绝佳的 CT 扫描可以帮助确定骨折是否具有潜在的可固定性，是否需要挽救性的治疗选择（切除或关节置换）。

我们使用双向的侧位 X 线片以便于应用模板来衡量内植物的尺寸是否合适。这有助于术前确定合适的工具和内植物，从而实现手术目的。

手术指征

Mason Ⅰ 型骨折（移位 < 2 mm）是典型的不需要手术干预同时可进行早期功能活动的骨折类型。Mason Ⅱ 型骨折（移位 > 2 mm）是否需要手术治疗主要取决于：①是否存在运动障碍；②骨折块的大小；③巨大的骨折移位。Mason Ⅲ 型骨折（粉碎性桡骨头骨折）是典型的需要手术治疗的骨折，我们认为对于高度粉碎或不可能重建的骨折，关节置换优于切开复位内固定术。

患者体位和麻醉

参照冠突骨折部分。

手术入路有用的体表标志

触诊骨性鹰嘴、外上髁和 Lister 结节并标记，术者用拇指触诊桡骨头和肱桡关节，它们都位于外上髁的远端，屈肘 90° 并且不断地前臂旋前及旋后最容易获得这些体表标志。

切口

前臂旋前、屈肘 90° 以保护骨间后神经，在一个单纯的桡骨头骨折中，我们需要在侧肘做一个弧形的手术切口，切口起自外上髁近端几厘米处，远端向 Lister 结节尽可能必要的延伸（一般 5~10 cm），这个切口的深面有伸肌总腱、肱桡关节及侧副韧带结构。

手术入路

钝性的分离表面的脂肪组织以显露深筋膜，显

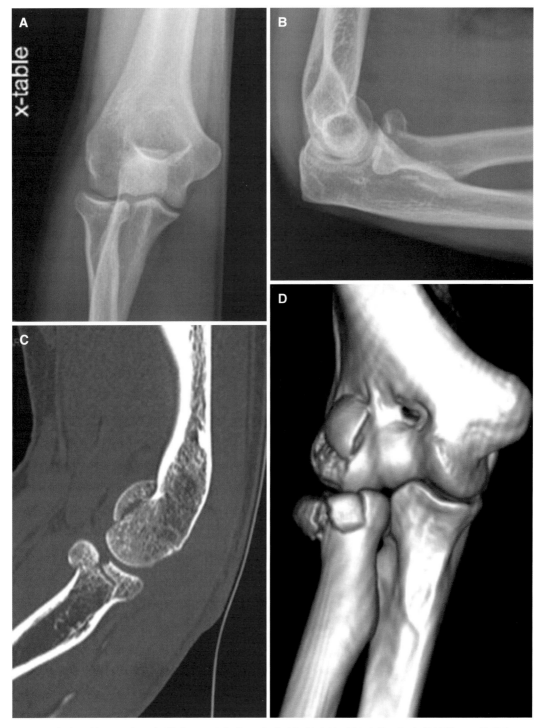

图 5.4 患者男性，31 岁，右利手，因踢室内足球时肘部撞击墙壁导致单一闭合性骨折。X 线片和 CT 扫描显示关节内的桡骨头骨折和肱骨小头骨折。手术治疗采用指总伸肌劈开入路并用小剖面钢板和无头螺钉固定骨折部位。A. 右肘术前正位片。B. 右肘术前侧位片。C. 右肘术前 CT 扫描单层片。D. 右肘术前 CT 扫描三维重建。

露深面的前臂肌肉组织及伸肌间的肌间隔，这有助于外科医生更好地判断组织界面，从而能够辨认并确信实施了正确的手术入路。

大部分的 Mason Ⅱ 型的桡骨头骨折常累及桡骨头前面或前侧面，对于这类骨折，我们优先选择指总伸肌劈开入路（EDC 入路）[27]（Kaplan 入路是另外一种替代性的手术入路，这种手术入路可以显露桡骨头更靠前的骨折），位于指总伸肌上的筋膜

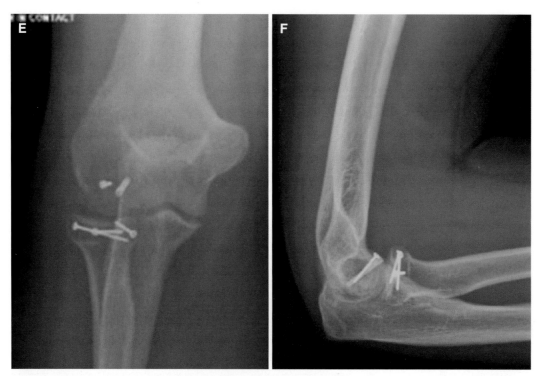

图 5.4 （续）E. 右肘术后正位片。F. 右肘术后侧位片。

纤维在余下的前臂后侧伸肌组织中很容易就可以区分出来，因为指总伸肌拥有更为明显的纤维结构。然而，对于外科医师而言，往往损伤决定了手术入路。对于侧副韧带没有受伤的情况下，不正确的选择 Kocher 入路可能会损伤副韧带（主要是尺侧副韧带），因为 Kocher 入路直接位于侧副韧带的上面，基于这个原因，我们再次使用一个更靠前的手术入路，比如指总伸肌劈开入路；如果侧副韧带清楚的显示已经破损了，可以使用 Kocher 入路。所有的手术入路近端都可以通过锐性分离伸肌总腱，紧贴外上髁进行延伸扩大切口，并预留筋膜袖以便后期修补缝合肌肉。远端一旦辨认了肌间隔，保持前臂旋前位以保护骨间后神经。与指总伸肌纤维（不是前臂的中轴）保持一致，纵向切开此解剖层次，指总伸肌前部分和旋后肌的一部分折转向前，从而显露深面的关节囊和韧带[28]。

切口起自于外上髁，沿着桡骨干向远端延长切口，纵向切开关节囊和环状韧带。反折部分的旋后肌至桡骨近端有利于显露桡骨头。在这个过程中，应严格地确保前臂始终处于旋前位，因为在显露桡骨干近端的过程中极易导致骨间后神经损伤[29]。这种手术入路可以绝佳地显露肱桡关节及部分显露肱尺关节和近尺桡关节。在外上髁，可以向近端延长

8~10 cm，但止于桡神经通过桡神经沟到达外侧肌间隔的平面以下[30]。我们倾向于仅仅显露肘关节的部分区域，而这部分区域既满足手术评估的需要又满足手术操作的要求即可。

预料中的情况或意料之外的情况

伸肌总腱撕裂

在手术过程中，经常会遇到伸肌总腱的肌腹撕裂。如果遇到了意料之外的侧副韧带撕裂损伤，我们经常利用这个肌肉撕裂口作为手术入路的一部分，仅仅部分的松解伸肌总腱。侧副韧带起点经常会受累撕裂，我们只需将这种撕裂作为骨折固定术后关闭切口缝合的一部分。

外侧副韧带复合体的撕裂

在高能量和不稳定的损伤中，我们经常遇到外侧副韧带复合体从外上髁的止点上撕脱的情况，一个功能不全的外侧副韧带复合体常引起肘关节后外侧旋转的不稳定，这种情况需要在手术过程中进行固定[31]。很少遇到尺侧副韧带从中部或尺骨止点处撕裂，如果在某些情况下恰巧遇到尺侧副韧带从中部撕裂并且已经很难修补时或已经削弱变薄的韧带将导致肘关节的二期不稳定时，手术医生应该考虑进行肌腱重建或铰链式固定，简单的韧带修补只会造成手术效

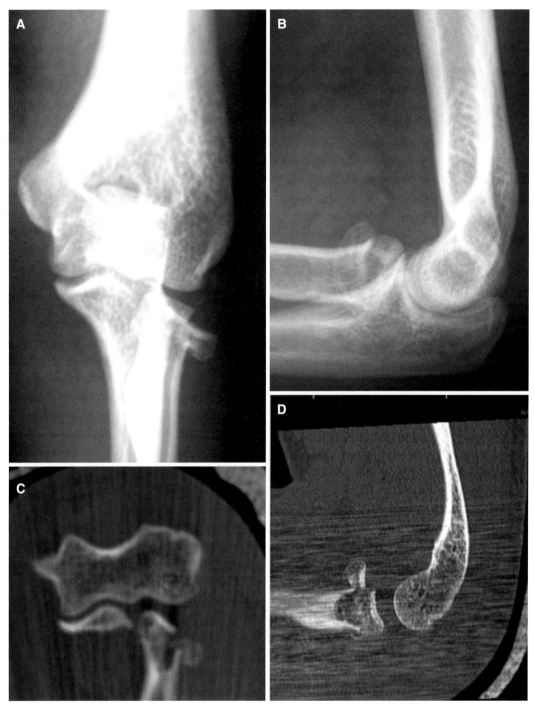

图 5.5 患者男性，22 岁，右利手。骑车时不慎跌倒导致左肘闭合性单发骨折。X 线片显示肘关节内桡骨头径向及桡骨颈粉碎性骨折。患者受伤后 1 周内行切开复位内固定术（ORIF）。骨折部位采用 1.5 mm 螺钉和非锁定钢板固定。在术中及术后无并发症发生。患者术后 6 个月经物理治疗关节活动完全恢复。A. 左肘术前正位片。B. 左肘术前侧位片。C. 左肘术前冠状位 CT 扫描单层片。D. 左肘术前矢状位 CT 扫描单层片。

果不满意及倾向于早期的手术失败。我们将在第 7 章中探讨尺侧副韧带重建的内容。大部分情况下，尺侧副韧带常在其近端起点处撕脱，我们通过肱骨远端后侧骨皮质的骨性通道用缝线将其系牢固定在尺侧副韧带原等长点处，同时为了避免潜在的骨质切割可能，

我们经常也用小钢板进行固定。

合并的骨折

桡骨头骨折可以合并桡骨小头软骨的剪切损伤和 / 或合并近尺桡关节上（PRUJ）冠突的骨折，在检查肘关节的过程中，应彻底地冲洗肘关节表

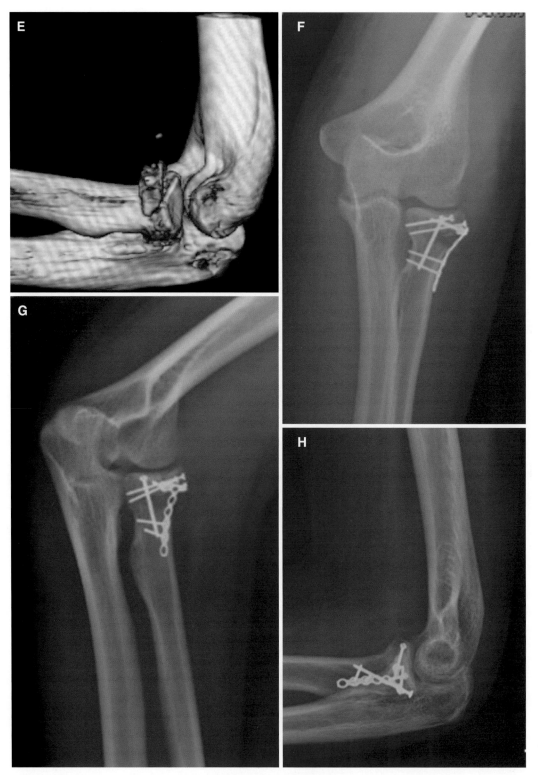

图 5.5 （续）E. 左肘术前 CT 三维重建单层片。F. 左肘术后正位片。G. 左肘术后斜位片。H. 左肘术后侧位片。

面的积血并显露肘关节，手术医生应辨别软骨是否损伤并检查软骨损伤的大小、深度及软骨表面的稳定性。

桡骨头骨折：复位和内固定技术

手术医生应通过体格检查、X 线片及 CT 扫描做好桡骨头骨折的术前评估（图 5.4A~D 和图 5.5A~E），一旦手术到达关节表面，前臂旋前以获得骨折的全方位视角，也可以以此评估螺丝钉固定的安全区域[32]。有时手术医生通过让桡骨头脱位以更好地评估和观察桡骨头。桡骨头容易脱位表明肘关节很大程度上不稳定，手术医生更应该注意同时发生的软组织的损伤。

联合使用持骨器、牙科刮勺和暂时的克氏针固定复位骨折，小心不要弄碎骨折块，同时避免放置的克氏针影响螺钉的放置。我们的目标是在解剖复位的基础上，与骨折线垂直的方向上拧入至少 2 枚螺钉。理想状态下，我们偏向于使用 2 枚钻孔的小剖面、小直径的骨皮质螺钉进行骨折固定。在骨折块很小或极碎的情况下，可以联合使用螺纹克氏针、小直径的骨皮质螺钉或无头加压螺钉从而获得稳定固定。

Mason Ⅲ 型骨折是可以固定的，但是存在桡骨颈粉碎性骨折的情况下，内固定是不稳定的，Mason Ⅲ 型骨折常常需要使用小剖面（low-profile）钢板。同样可以选择使用锁定角度钢板 + 锁定螺钉。应小心地在安全的区域放置钢板。使用钢板固定可能会导致肘关节的更加僵硬，特别是在肘关节旋转运动时。因此，在老年患者中，我们经常使用桡骨头置换治疗这样的桡骨头粉碎骨折，但对于年轻患者，我们尽可能地保留自身的桡骨头。

一旦完成了内固定手术，应该让肘关节轻柔地活动，从而确保肘关节在屈曲、伸展和旋转时都能够顺滑地活动。最后，X 线透视再次确认螺钉放置于合适的位置。考虑到关节的复杂性，倾斜的 X 线图像和透视对于确保所有的螺钉长度合适，不影响关节面很有必要。

桡骨颈骨折拓展

累及桡骨颈的骨折或者粉碎骨折可能受益于钢板内固定技术，正如 Smith 和 Hotchkiss 所描述的那样，要安全地放置钢板就必须考虑骨间后神经的位置及可能的"安全区域"。小心地显露桡骨头远端之前需要包含对于骨间后神经的评估，骨间后神经直接位于旋后肌的深面，并且其环绕桡骨颈，在前臂完全旋后时，其距离肱桡关节面大约 22 mm，当前臂处于最大的旋前位时，这个距离是增加的，这个"安全区域"位于桡骨头上 110° 的弧度上，

与尺骨桡切迹并不形成关节连接，这个"安全区域"由较薄的非关节面软骨构成。辨认这个区域的一个简单的方法就是此"安全区域"位于桡骨茎突和 Lister 结节之间，在这个区域放置钢板可以使钢板影响肘关节旋转运动的风险达到最低。

桡骨头粉碎

桡骨头的破碎可能发生于受伤时，或者发生于尝试复位所产生的二次医源性损伤，为了应对这种情况，我们的经验是必须有一个挽救性的方案（备用组配式的桡骨头置换装置）。

当遇到高度粉碎且骨头质量较差时，应该考虑到截断桡骨头进行桡骨头置换。但是每一个骨折病例都必须进行独立评估，并且必须将患者年龄及活动程度都慎重地考虑在内[33]。一旦考虑切除桡骨头，至关重要的是确保不存在前臂纵向的不稳定及没有内侧副韧带的功能不足。Smith 曾经描述了可以被用来测试前臂纵向不稳定的桡骨牵拉试验[34]。术中需要能直视桡骨干的近端，检查时需要肩关节外展 90° 并完全内旋，并且保持肘关节在中立位屈肘 90°。将骨复位钳放置于桡骨干近端，用大约 9 kg 的拉力纵向牵引肘关节，在使用拉力的前后都需要在 X 线透视下动态的检查腕关节，桡骨在远尺桡关节处的动态移动超过 3 mm 将引起尺骨的变化，根据这些可以诊断前臂骨间膜的破裂。对于内侧副韧带功能不足或前臂纵轴不稳定的患者，进行关节切除效果常常较差，应该避免这种情况出现。在我们的实践过程中，应该把桡骨头放回原位而不是将其切除。

外侧副韧带复合体和伸肌总腱的损伤

在桡骨头和冠突骨折固定后，外侧副韧带必须解剖复位，外侧的尺侧副韧带和桡侧副韧带的起点要与伸肌总腱起点分开修复。

我们使用一种可滑动的 Krackow 锁定缝线固定尺侧副韧带 / 桡侧副韧带，这种缝线可以关闭这两条韧带的间隔（使用 2 号不可吸收的编织缝线），在尺侧副韧带和桡侧副韧带的近端起点，2 根缝线留有游离末端。在肱骨小头的旋转中心位，在外上髁的侧副韧带起点的等长点处用 2 mm 的电钻钻出一个肱骨的骨性通道。然后用 2 mm 的电钻建立 2 个出口，在肱骨远端侧髁的后皮质骨上形成 Y 形的构造。

一旦骨性通道建立后，使用缝线器分别将两

根游离的缝线传递通过骨通道，在屈肘45°并且处于旋转中立位或旋前位时，将缝线系在小钢板或纽扣上。在最终系紧缝线前，应活动肘关节并且进行有效的评估及在X线透视下确保结构和关节的稳定性。

在靠近伸肌筋膜和肱三头肌筋膜处修补伸肌总腱，或者在伸肌总腱明显撕裂时，使用肱骨远端的骨性通道进行修补。

内侧副韧带损伤

一旦我们非常满意地固定了侧副韧带复合体，外科医师需要在X线透视下评估肘关节，我们只在X线透视下存在明显的肘关节不稳定时修补内侧副韧带。

术后处理

在术后的5~10天内，在前臂处于中立位、屈肘90°时用一个石膏托制动肘关节，同时用吊带进行悬吊。从术后第1天就开始鼓励患者进行主动和辅助的肩关节和手指活动。在外侧副韧带修补的情况下，在术后6周内告诫患者不要主动外展肩关节，因为在修补的地方会产生一个内翻的拉力。在接下来的10~14天内，移除夹板，当获得满意的内固定时，积极的开始被动辅助锻炼或肘关节与前臂的主动锻炼。在术后6周左右，加强功能锻炼以满足骨与伸肌总腱的修复，如果修补了侧副韧带，那么紧接着就应该开始外侧副韧带负重锻炼的程序。

桡骨头置换术

影像学

参考桡骨头骨折复位与固定技术 (图5.6A~D)。

手术指征

高度粉碎性Mason Ⅲ型骨折或者是不能够重建的骨折适用于桡骨头置换术，在X线平片上可看到骨量减少的老年人比青年人更容易出现不可重建的桡骨头骨折。除此之外，关节置换比一个脆弱的内固定更有利于患者早期的活动及功能恢复，在老年人群中，这是治疗的关键。

患者的手术体位和麻醉

参考冠突切口复位部分。

体表标志、切口及手术入路

参考桡骨头复位及内固定技术。

内植物的类型

目前，可利用的装置包括带有衬垫、压配且适合骨长入的柄，以及双极和陶瓷的关节 [35,36]。聚硅酮材料的人工桡骨头在轴向和外翻的稳定中作用很小并且存在较高的假体磨损破碎可能，并且聚硅酮滑膜炎可导致整个关节的损坏。目前，在金属内植物的使用中，它们逐渐被淘汰 [37]。目前可拆卸的组配式的内植物设计已经取代了整体的桡骨头假体，组配式的内植物设计可以提供改进型的尺寸并可以更好地匹配桡骨头和桡骨颈，达到更大程度的解剖匹配，在尺侧副韧带完好无损的情况下，组配式的设计可以更容易植入假体柄。

精确的内植物尺寸和精确的植入内植物对于保证正确的肱桡关节轨迹至关重要，并且可以避免前臂旋转时的凸轮作用，凸轮作用可以导致肱骨小头过早的磨损及过早的假体柄松动。

更偏爱的技术系统

桡骨头的评估

一旦打开关节腔，冲洗并且切除松碎的骨及软骨，不要丢弃这些任何的骨折碎片，在后面的手术阶段，可能需要重新拼起桡骨头碎片以便确定桡骨头大小，旋转前臂获得全方位的骨折视角并且做出实施桡骨头置换的最终决定。

桡骨颈切除术

一旦做出了实施桡骨头置换的决定，用骨剥器剥离旋后肌，显露出桡骨颈近端大约15 mm的长度，保持前臂旋前位以保护骨间后神经。将一个小型的Homann牵引器轻柔地放置于桡骨颈的后部（不能在前面），这样就能够将桡骨颈的侧面和前面呈现出来。一个高度活动的桡骨颈可暗示肘关节更加的不稳定，更要注意可能伴随偶发的软组织损伤（外侧副韧带）。如果桡骨头很难脱位，这种情况表明外侧副韧带复合体中的尺侧副韧带完好无损。

使用一个15 mm大小的矢状锯切除桡骨颈，在

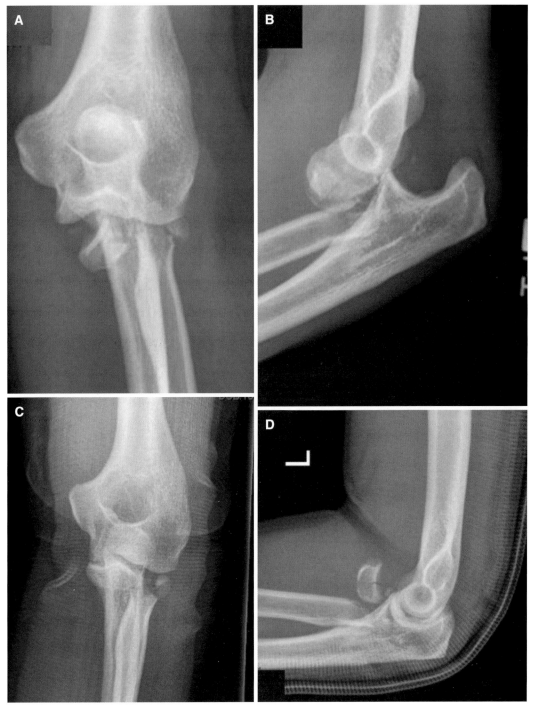

图 5.6　患者男性，35 岁，右利手，因骑车时不慎跌倒致左肘闭合性单发伤。X 线片显示肘关节脱位伴关节囊内桡骨头径向粉碎性骨折并 I 型冠突骨折（肘部恐怖三联征）。肘关节在急诊清醒状态下复位。复位后 X 线片显示复位后尺肱关节伴随一完全移位的桡骨头骨块。患者受伤后 1 周内行手术治疗。桡骨头已不可复位需要置换。冠突碎片也难以复位。外侧副韧带被从肱骨附着点上剥离并穿过骨块固定在后方钢板上。A. 左肘术前正位片。B. 左肘术前侧位片。C. 左肘复位后正位片。D. 左肘复位后侧位片。

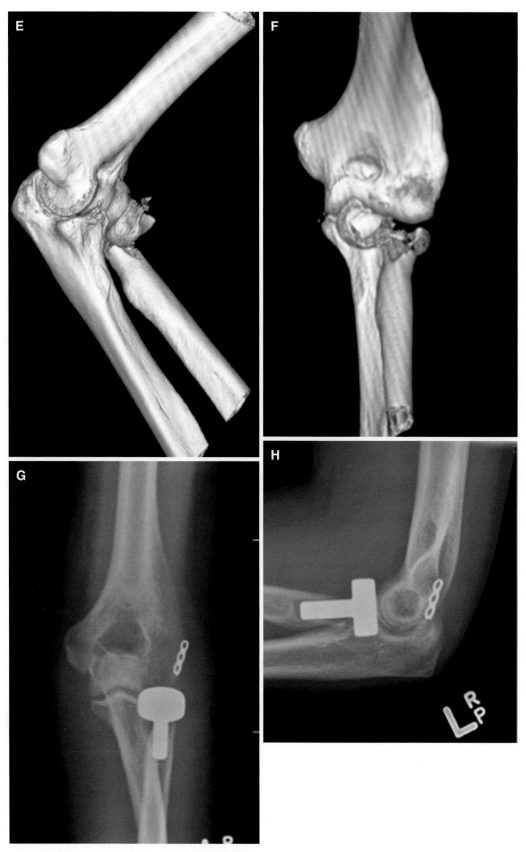

图 5.6 （续）E. 左肘术前内侧 CT 三维重建。此片显示了冠突的小骨折块。F. 左肘术前正位 CT 三维重建，从正面显示桡骨头骨块。G. 左肘术后正位片。人工置换的桡骨头在肱桡关节上非常合适。H. 左肘术后侧位片，人工置换的桡骨头在肱桡关节上非常合适，无向后半脱位。

桡骨颈和皮质骨连接处，与桡骨干髓腔垂直的方向切除桡骨颈。小心缓慢地切除桡骨颈并且注意保护周围的软组织，理想状态下，切口的远端一般不超过尺骨桡切迹（the lesser sigmoid notch）关节面的远端相一致的桡骨平面的远端 1 mm，因为这就是人本身桡骨头远端的解剖标志。除非内植物系统中有组配式的桡骨颈可以重建桡骨的长度，否则，手术医师不应该切除额外的轴向长度。拥有一个可弥补桡骨长度缺失的组配式的桡骨颈非常有用，而不是植入一个较长的桡骨头内植物，这个评估的步骤在试模时进行。与桡骨头骨折相关联的桡骨颈骨折应该在试用假体柄前被固定。

桡骨头的尺寸

将已经切除的桡骨头进行重新拼装，通过测量其大小确定桡骨头假体的大小，如果本身桡骨头的尺寸恰巧在两个假体的尺寸中间，那么此时应该选择较小尺寸的内植物，因为根据桡骨头椭圆形的形状，我们使用最小的直径而不是最大的直径来确定内植物的尺寸。我们使用量角器或尺测量已切除的桡骨头的高度，这个高度与尺骨桡切迹形成关节连接的自身的桡骨头上的区域相一致。

桡骨干的准备

轴向扩髓的方向应该和桡骨干的长轴保持一致，在外侧切口中，以满足这种条件的方式显露桡骨颈。手术医师应慎重地确保避免大意的偏尺侧扩髓的情况出现，在桡骨干显露不足及与骨干一致方向的扩髓被外上髁阻挡时，这种错误最常出现。用开口器在髓腔上开一个小口，继续手动扩髓直至髓腔锉与周围的骨皮质接触并且不能够轻易通过髓腔。然后在髓腔内插入比髓腔锉相比较小的试模，达到压力合适的程度。

组配式的内植物试模的尺寸

组合桡骨头试模和假体柄试模一并置入桡骨髓腔内，在侧副韧带不受损伤的情况下，此步骤很难操作。这种试模的组合体可能需要分开置入，这是组配式假体的优势，检查头颈连接处以确保大约2/3 的桡骨干与内植物相接触。如果桡骨干与内植物相接触不足 2/3，在 X 线透视下评估试模以确保假体柄与桡骨长轴保持一致，并且桡骨颈不应该在一个外翻的角度置入。如果试模的对线是正确的，移除试模并修整桡骨颈的切口以提高头颈匹配度。如果切除了太多的桡骨颈，那么对于内植物高度来

说，可增加假体柄的高度来弥补。一旦手术医师满意则移除拉钩，尝试复位肱桡关节。

试模的评估

在直视和 X 线透视下动态评估试模内植物的直径、高度、轨迹及组合的一致性，在动态的评估内植物的过程中，拇指必须放在内植物上来模拟完好无损的外侧副韧带复合体。应当慎重地避免增加内植物的厚度来弥补韧带的损伤，因为在关闭伤口之前修补损伤的韧带将使关节更加稳定牢固，手术医师同时也应该知道，在 X 线透视下，金属的桡骨头假体比人自身的桡骨头似乎更大一点，因为人工假体替代了 X 线不显影的软骨及影像学上显影的骨头。当我们使用一个太长或太厚的桡骨头内植物时，常常存在肱桡关节过长的风险，这种情况通常表现为尺桡关节和肱桡关节的不协调，在 X 线透视下容易发现这种情况。桡骨头假体应该放置于原肱桡关节相一致的位置，并且形成近尺桡关节连接，同时，放置的高度应该与尺骨的桡切迹相一致，不能过于突出。

内侧的肱尺关节的宽度应该与肱桡关节相适应，并且两者应该近乎平行。在一个不相适应的内侧肱尺关节中应当高度怀疑内翻成角及内植物过多填塞。手术医师应当警觉桡骨头上过高的压力所导致的这种并发症，同时也存在导致肘关节外侧的疼痛及早期关节软骨磨损的可能性。除此之外，通过侧位肱尺关节的关节间隙的大小以确定内植物是否太长，如果确定为填塞过多，桡骨头的长度甚至直径都可以适当地减小尺寸，并且在 X 线透视引导和直视下，重新评估内植物的尺寸大小。早期易犯的错误是根据桡骨颈和肱骨小头之间的间隙来测量内植物的大小，这种方式将导致过多填塞，最好的获取内植物尺寸的方法是结合桡骨头试模与近尺桡关节相关联的桡骨颈试模的高度。在前臂旋转时，如果内植物在肱骨小头上脱位了，最可能的情况是扩髓的角度过于外翻，这种情况可以在 X 线透视下进行评估。通过插入一个较小的假体柄来纠正这种脱位，并同时再次评估前臂的旋转运动，并确保由环状韧带控制旋转而不是桡骨近端的骨干。如果这种方法可以改进旋转的位置，应该在 X 线透视下在桡骨近端再次扩髓，以确保髓腔锉可以直接插入到桡骨骨干中。外科医师可能需要插入一个小尺寸、较长的假体柄来维持与长轴相对的假体柄的角度。如

果假体柄试模松动了，外科医师应该考虑重新扩髓并使用较大的假体柄试模，优先于从侧髁上取骨在假体的周围填塞进行局部的骨移植进行固定。

在腕关节的水平，在 X 线透视下检查桡尺骨远端关节和尺骨的变化进行调整，与对侧正常的腕关节相比，太厚的假体将导致尺骨的活动受限，太薄的假体将导致尺骨的活动范围过大。

植入最终的内植物

一旦手术医师对试模的直径、高度、轨迹及协调一致性满意，最终的内植物将被植入，大部分组配式的假体复合体在插入前都可以在桌子上先进行组装。但是，整体植入在肘关节僵硬及肘关节周围的韧带完好无损的情况下将十分困难，一个替代性的方法就是在放入人工桡骨头前，先分开插入最终确定的假体柄和人工桡骨颈。

在缝合软组织前，再一次在直视和 X 线透视下动态地评估试验性内植物的位置及其连贯一致性。

侧副韧带复合体

参考桡骨头骨折：复位和固定技术。

术后处理

参考桡骨头骨折：复位和固定技术（图 5.6G、H）。

结果

急性尺骨鹰嘴、冠突、桡骨头骨折外科手术干预的结果统计见表 5.1。

作者观点

尺骨近端骨折和桡骨头骨折的手术治疗需要外科医师对肘部的解剖和生物力学有一个清晰的理解，外科手术干预的目的是重新创造一个解剖复位且稳定的肘关节，大部分患者在手术干预后都能获得良好的效果。根据目前的评估结果，外科医师需要对累及冠突的尺骨近端骨折更加重视，因为这些损伤常常表现出软组织的损伤，特别是韧带的损伤。除骨折外，外科医师要不断地评估韧带的牢固度并且进行有根据的处理，术后密切的随访这些患者的康复情况，进行体格检查及影像学检查以确保肘关节获得稳定，随后进行适当的理疗。

对于移位的桡骨头骨折而言，在年轻患者群体中，我们的目标是尽可能地进行内固定治疗，然而对于严重粉碎的桡骨头骨折而言，"照本宣科"的内固定治疗将延缓肘关节的康复并且可能导致关节僵硬及内固定的失败。因此，对于这类的年轻患者，我们更倾向于关节置换而不是内固定治疗。

肘关节损伤的患者获得较好的手术治疗结果的一个重要的因素是他们术后的理疗质量（术后的康复锻炼），因此拥有一个对于肘部损伤较好的理解并且可以监督和改进患者适当功能锻炼的理疗师在患者的康复中至关重要。

表 5.1　急性鹰嘴骨折、冠突骨折和桡骨头骨折手术策略的总结

作者	患者（n）	随访	随访时间	报告结论	并发症
急性鹰嘴骨折	Anderson 等[38]	32	平均 2.2 年（0.7~5.1 年）	影像学结合临床分析，DASH 评分，Mayo 肘关节表现指数（MEPI），视觉模拟（VAS）法疼痛评分。往返运动，并发症 MEPI 89 分（55~100 分） DASH 25 分（0~72.5 分）	平均屈曲挛缩角度 13.5° 2 例不愈合 1 例固定失败 1 例感染
急性桡骨头骨折	Ring 等[33]	56	平均 58 个月（24~114 个月）	影像学结合临床分析，Broberg 和 Morrey 肘关节功能评分，并发症 Ⅲ型骨折最佳方法是桡骨头置换	>3 块的桡骨头骨折块与较差预后具有相关性。 10 例Ⅲ型骨折需二次手术切除桡骨头 1 例骨性联结 1 例不愈合 无感染

（续表）

作者	患者（n）	随访	随访时间	报告结论	并发症
前内侧冠突骨折	Doornberg 和 Ring 等[39]	18	平均 26 个月（4~57 个月）	影像学结合临床分析，Broberg 和 Morrey 肘关节功能评分，并发症 屈曲角度平均 116°（30°~145°） 前臂旋转弧度平均 153°（90°~170°） Broberg 和 Morrey 肘关节功能评分平均 91 分（70~100 分）	屈曲挛缩角度平均 17°（0~70°） 1 例严重感染 1 例复发移位需外固定 2 例尺神经损伤 1 例钢板翘起 1 例异位骨化
桡骨头骨折	Harrington 等[40]	20	12 年（6~29 年）	影像学结合临床分析，改良后 Moya 临床功能等级指数，并发症 尺肱骨关节炎成像： 6 例轻微变化 2 例中等 1 例严重 肱骨小头骨关节炎成像：未报道。 所有患者成像均距假体纵轴 1~2 mm	12 例优秀，4 例良好，2 例一般，2 例差 无感染，假体失败或移位 8 例异位骨化 4 例因疼痛取出桡骨头假体

参·考·文·献

1. Rouleau DM, Faber KJ, Athwal GS. The proximal ulna dorsal angulation: a radiographic study. J Shoulder Elbow Surg Am Shoulder Elbow Surg [et al]. 2010;19(1):26–30.

2. Hak DJ, Golladay GJ. Olecranon fractures: treatment options. J Am Acad Orthop Surg. 2000;8(4):266–75.

3. Gartsman GM, Sculco TP, Otis JC. Operative treatment of olecranon fractures. Excision or open reduction with internal fixation. J Bone Joint Surg Am. 1981;63(5):718–21.

4. Inhofe PD, Howard TC. The treatment of olecranon fractures by excision or fragments and repair of the extensor mechanism: historical review and report of 12 fractures. Orthopedics. 1993; 16(12):1313–7.

5. Bell TH, Ferreira LM, McDonald CP, Johnson JA, King GJ. Contribution of the olecranon to elbow stability: an in vitro biomechanical study. J Bone Joint Surg Am. 2010;92(4):949–57.

6. Izzi J, Athwal GS. An off-loading triceps suture for augmentation of plate fixation in comminuted osteoporotic fractures of the olecranon. J Orthop Trauma. 2012;26(1):59–61.

7. Niglis L, Bonnomet F, Schenck B, Brinkert D, Di Marco A, Adam P, et al. Critical analysis of olecranon fracture management by pre-contoured locking plates. Orthop Traumatol Surg Res. 2015;101(2):201–7.

8. Parker JR, Conroy J, Campbell DA. Anterior interosseus nerve injury following tension band wiring of the olecranon. Injury. 2005;36(10):1252–3.

9. Matar HE, Ali AA, Buckley S, Garlick NI, Atkinson HD. Surgical interventions for treating fractures of the olecranon in adults. Cochrane Database Syst Rev. 2014;(11):CD010144.

10. Regan W, Morrey B. Fractures of the coronoid process of the ulna. J Bone Joint Surg Am. 1989;71(9):1348–54.

11. O'Driscoll SW, Jupiter JB, Cohen MS, Ring D, McKee MD. Difficult elbow fractures: pearls and pitfalls. Instr Course Lect. 2003;52:113–34.

12. Beingessner DM, Stacpoole RA, Dunning CE, Johnson JA, King GJ. The effect of suture fixation of type I coronoid fractures on the kinematics and stability of the elbow with and without medial collateral ligament repair. J Shoulder Elbow Surg Am Shoulder Elbow Surg [et al]. 2007;16(2):213–7.

13. Steinmann SP. Coronoid process fracture. J Am Acad Orthop Surg. 2008;16(9):519–29.

14. Taylor TK, Scham SM. A posteromedial approach to the proximal end of the ulna for the internal fixation of olecranon fractures. J Trauma. 1969;9(7):594–602.

15. Eygendaal D, Verdegaal SH, Obermann WR, van Vugt AB, Poll RG, Rozing PM. Posterolateral dislocation of the elbow joint. Relationship to medial instability. J Bone Joint Surg Am. 2000;82(4):555–60.

16. Eygendaal D, Heijboer MP, Obermann WR, Rozing PM. Medial

instability of the elbow: findings on valgus load radiography and MRI in 16 athletes. Acta Orthop Scand. 2000;71(5):480–3.

17. Lee YC, Eng K, Keogh A, McLean JM, Bain GI. Repair of the acutely unstable elbow: use of tensionable anchors. Tech Hand Up Extrem Surg. 2012;16(4):225–9.

18. Alolabi B, Gray A, Ferreira LM, Johnson JA, Athwal GS, King GJ. Reconstruction of the coronoid process using the tip of the ipsilateral olecranon. J Bone Joint Surg Am. 2014;96(7):590–6.

19. Esser RD. Reconstruction of the coronoid process with a radial head fragment. Orthopedics. 1997;20(2):169–71.

20. Ring D, Guss D, Jupiter JB. Reconstruction of the coronoid process using a fragment of discarded radial head. J Hand Surg. 2012;37(3):570–4.

21. Ng CY, Sabo MT, Watts AC. Structural autografts used in reconstruction of the elbow joint. Shoulder Elbow. 2012;4(7):199–203.

22. Silveira GH, Bain GI, Eng K. Reconstruction of coronoid process using costochondral graft in a case of chronic posteromedial rotatory instability of the elbow. J Shoulder Elbow Surg Am Shoulder Elbow Surg [et al]. 2013;22(5):e14–8.

23. Alolabi B, Gray A, Ferreira LM, Johnson JA, Athwal GS, King GJ. Reconstruction of the coronoid using an extended prosthesis: an in vitro biomechanical study. J Shoulder Elbow Surg Am Shoulder Elbow Surg [et al]. 2012;21(7):969–76.

24. Johnston GW. A follow-up of one hundred cases of fracture of the head of the radius with a review of the literature. Ulster Med J. 1962;31:51–6.

25. Broberg MA, Morrey BF. Results of treatment of fracture-dislocations of the elbow. Clin Orthop Relat Res. 1987;216:109–19.

26. Mason ML. Some observations on fractures of the head of the radius with a review of one hundred cases. Br J Surg. 1954;42(172):123–32.

27. Athwal GS. Distal humerus fractures. In: Court- Brown CM, Heckman JD, McKee M, McQueen MM, Ricci W, Tornetta P, editors. Rockwood and Green's fractures in adults. 8th ed. Riverwoods: Wolters Kluwer; 2014. p. 1229–86.

28. Hoppenfeld S, deBoer P, Buckley R. Surgical exposures in orthopaedics: the anatomic approach. 4th ed. Philadelphia: Lippincott Williams & Wilkins; 2009.

29. Diliberti T, Botte MJ, Abrams RA. Anatomical considerations regarding the posterior interosseous nerve during posterolateral approaches to the proximal part of the radius. J Bone Joint Surg Am. 2000;82(6):809–13.

30. Adams JE, Steinmann SP. Nerve injuries about the elbow. J Hand Surg. 2006;31(2):303–13.

31. McKee MD, Schemitsch EH, Sala MJ, O'Driscoll SW. The pathoanatomy of lateral ligamentous disruption in complex elbow instability. J Shoulder Elbow Surg Am Shoulder Elbow Surg [et al]. 2003;12(4):391–6.

32. Smith GR, Hotchkiss RN. Radial head and neck fractures: anatomic guidelines for proper placement of internal fixation. J Shoulder Elbow Surg Am Shoulder Elbow Surg [et al]. 1996;5(2 Pt 1):113–7.

33. Ring D, Quintero J, Jupiter JB. Open reduction and internal fixation of fractures of the radial head. J Bone Joint Surg Am. 2002;84-A(10):1811–5.

34. Smith AM, Urbanosky LR, Castle JA, Rushing JT, Ruch DS. Radius pull test: predictor of longitudinal forearm instability. J Bone Joint Surg Am. 2002;84-A(11):1970–6.

35. Carn RM, Medige J, Curtain D, Koenig A. Silicone rubber replacement of the severely fractured radial head. Clin Orthop Relat Res. 1986;209:259–69.

36. Swanson AB, Jaeger SH, La Rochelle D. Comminuted fractures of the radial head. The role of silicone-implant replacement arthroplasty. J Bone Joint Surg Am. 1981;63(7):1039–49.

37. Vanderwilde RS, Morrey BF, Melberg MW, Vinh TN. Inflammatory arthritis after failure of silicone rubber replacement of the radial head. J Bone Joint Surg Br. 1994;76(1):78–81.

38. Anderson ML, Larson AN, Merten SM, Steinmann SP. Congruent elbow plate fixation of olecranon fractures. J Orthop Trauma. 2007;21(6):386–93.

39. Doornberg JN, Ring DC. Fracture of the anteromedial facet of the coronoid process. J Bone Joint Surg Am. 2006;88(10):2216–24.

40. Harrington IJ, Sekyi-Otu A, Barrington TW, Evans DC, Tuli V. The functional outcome with metallic radial head implants in the treatment of unstable elbow fractures: a long-term review. J Trauma. 2001;50(1):46–52.

6 肘关节僵硬：关节镜及开放式肘关节松解术

Samuel Antuña and Raúl Barco

本章提要

肘关节活动度下降会导致严重的功能受限。患者出现肘关节僵硬的病因不明，功能损伤程度有所不同，治疗适应证也应根据患者的预期来确定。针对该疾病的新治疗策略及关节镜技术的引入，让更多的医师开始关注该疾病。关节镜是治疗肘关节挛缩的可靠方法，但由于肘关节周围血管神经结构复杂，潜在的手术风险较高。开放式肘关节松解术是目前治疗肘关节僵硬的金标准，手术方式简单可行，临床疗效明显，患者活动度可增加约50°。当术前有明确的肘关节外伤史，临床疗效不明确时，则有必要接受关节成形术等其他手术方式。在处理严重挛缩时，需注意尺神经走行从而避免迟发的尺神经综合征。

关 键 词

肘关节挛缩；关节镜；僵硬；尺神经；关节囊切除术

导 论

肘关节僵硬是常见于肘关节创伤后的并发症，不同患者发病原因不同，肘关节僵硬对患者功能的限制也因人而异，越来越多的医师因手术方式有较高的安全性，更愿意处理该疾病。关节镜是一种较为先进的治疗手段，但并发症较高及学习曲线较难限制其发展。开放式关节松解术是治疗肘关节僵硬的标准式式，也可以改善大多数患者的活动范围。这些患者根据其年龄及发病严重程度，也可以接受关节成形术或全肘关节置换。本章将着重探讨肘关节松解术，该术式是治疗大多数肘关节僵硬及继发挛缩的常见方法。

适应证

肘关节僵硬的治疗并无严格适应证，患者伸直缺

陷大于30°和/或屈曲范围小于100°时可以考虑行肘关节松解术（图6.1）。然而，患者的诉求千差万别，某些职业要求肘关节伸展大于30°，而有些患者的日常活动已经适应了较小范围的关节活动度，因此在治疗前全面了解患者需求及预期是非常有必要的。

手术方式的选择取决于术者的个人经验及关节表面的状态。在任何情况下，关节的完整性是保证手术成功的主要因素。患者关节表面完整或损伤较小时，单纯的关节松解术可以解决问题，并保护肘关节轴。关节松解术可以通过开放式手术或在关节镜辅助下进行，方式的选择主要取决于术者的能力。当关节僵硬伴随如原发行关节挛缩时，应考虑肘关节成形术或全肘关节置换术。

除严重的基础疾病外，患者意愿应视为肘关节松解术严格的禁忌证。我们不能过分地强调患者的配合度，因为术后的康复对取得良好的临床疗效非常重要。当患者无法明确术后康复的要点时，术者需要考虑拒绝手术治疗，在面对青少年及年轻患者时尤为重要，因为该患者群体的疗效并不明确。

在手术前，所有患者均应接受一系列的非手术治疗。患者应学会如何避免对抗性肌肉活动，从而避免损伤关节活动性或产生疼痛，肘关节伸展运动应轻轻进行，以避免对关节囊产生额外的损害。夹板的使用仍存在争议，但静态和动态夹板都可以产生益处。

手术技巧

关节镜下关节囊切除术

手术计划、患者体位及支架安装

患者取侧卧位，患肢放在专用的托架上。手臂的位置至关重要，肘部应不高于肩部，手柄将紧贴患者的胸部，防止术中损伤前肘（图 6.2）。关节镜设备放置在手臂对面，在桌子的另一边。术中推荐使用全身麻醉，可以有效缓解疼痛，使肌肉完全松弛，并可以立即进行术后神经血管结构检查。

术中使用标准的 4 mm、30° 关节镜。水流流入可以通过重力或使用低压力（30~40 mmHg）泵组实现，术中绑手臂止血带。理想情况下，90 分钟后

手术止血带应放气。为增加骨和神经血管结构之间的距离，通过软点门户向关节腔内注射生理盐水，使关节肿胀以便关节镜的进入。然而，神经血管结构和关节囊之间的距离保持不变。肘关节僵硬时，关节容量会明显降低，只有 5 ml 容量（正常容量：20~30 ml）。

在整个手术过程，应明确尺神经的位置。若神经位置有所变动，开放式手术可能是首选，否则在进行关节镜操作之前，应使用单独的切口定位并可视化尺神经。在严重挛缩的情况下，尺神经应在关节镜手术开始前，通过小切口原位减压（图 6.3）。如果减压后尺神经不稳定或存在潜在病理损害神经的情况下，应进行正式的神经移位。

前间室

可首先通过近端前内侧入路进入关节，距上髁 2 cm，可以轻易触及前内侧肌间隔，使用带芯镜鞘探到肌间隔并指向关节腔和肱骨刺入关节腔（图6.4）。然后将关节镜通过镜鞘引入，从内侧部直接于镜下在肱骨小头前方建立前外侧通道，诊断关节镜通过前侧通道进入。这样，可进行完整的滑膜切除术和清除任何肱桡关间或冠突周围纤维化组织

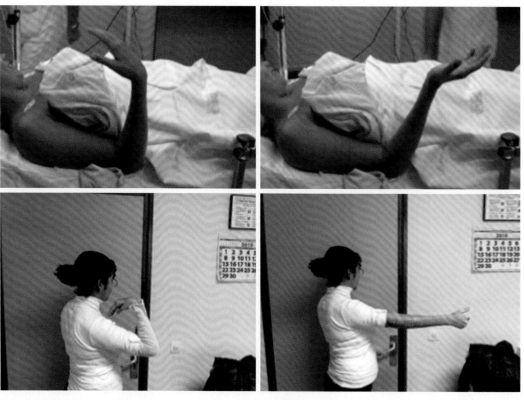

图 6.1　开放式肘关节松解术治疗严重肘关节挛缩和功能受限，患者术前及术后 6 个月随访照片。

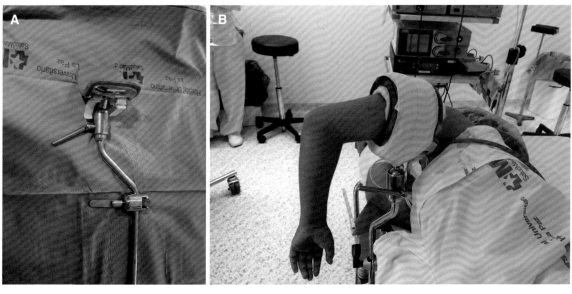

图 6.2　A. 肘关节手术专用固定器设备，患者体位方便术中操作。B. 患者侧卧位，肘关节稍高于肩关节。

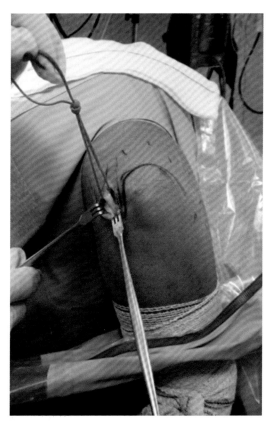

图 6.3　肘关节松解术过程中，尺神经原位减压已经成为常规步骤。它可以预防肘关节镜术后神经炎症并减少神经损伤的发生风险。

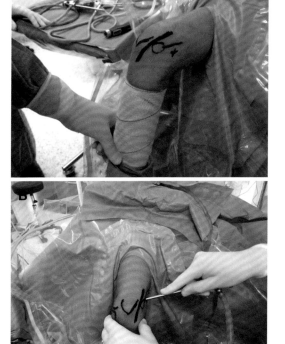

图 6.4　A. 近端前内侧入路，皮肤标记前肌间隔及内上髁。B. 钝针朝向桡骨头，在肌间隔前可以触及。

的操作。

　　充分进行关节腔清理并纠正关节内病理异常状态后，可以开始进行前关节囊切除。在这一点上，

通过一个额外的近端前外侧入路牵开器，以维持关节囊的张力，并增加操作空间（图 6.5），可以提高手术的安全性，并减少并发症的发生。

首先进行前侧的关节囊切除术，借助牵引器或转换棒，沿肱骨髁上嵴切开关节囊。然后，关节镜在前外侧入路，篮钳位于前内侧入路，关节囊从内侧向外侧稍近桡骨头处进行剪开，这里距离桡神经较远。向外侧切开直达肱桡关节（图6.6）。在该处常见一脂肪条带，表明靠近桡神经。然后，入口换成转换棒，镜子在内侧，电刀在外侧，其余侧囊可以被完全去除（图6.7）。是否进行完整的关节囊切除，需要根据个体情况进行评估，因为与简要的关节囊切除相比，术后运动情况并无明显差异，但手术过程复杂度明显增加。需要明确的是，有些情况下，骨的去除也有必要性，并需要在关节囊松解前进行，以避免液体外渗和关节间隙塌陷从而影响手术效果。

后方间隙

一旦前侧关节囊松解完成后，需要通过后侧入路，鹰嘴近端2 cm，电刀从后外侧入路——后侧入路外侧2 cm——进入来进行总清创（图6.8）。如果鹰嘴、鹰嘴窝存在骨赘需进行去除，通常需要加深鹰嘴窝以适应鹰嘴尖（图6.9）。为增加肘屈曲度，后关节囊必须随着后内侧、后外侧关节囊一同切除。

最后，对后外侧沟进行清理时，关节镜从后侧入路进入，刨削刀从后外侧入路进入（有时可以

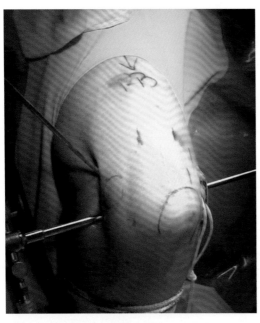

图6.5 关节镜穿过前外侧入路，交换棒作为关节囊牵开器从前外侧入路旁进入。

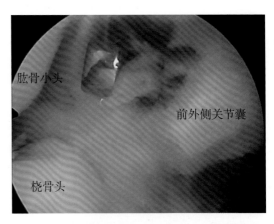

图6.7 关节囊最内侧部分切除后，将仪器启动，关节镜位于前内侧入路，外侧关节囊可以用位于前外侧入路的剪切设备完全去除掉。骨间后神经在这个水平仅有几毫米的距离。

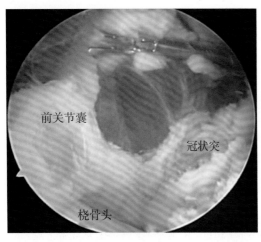

图6.6 前侧松解术从内侧向外侧进行，直到桡骨头显露，关节镜在前外侧入路，切割工具从前内侧入路进入。

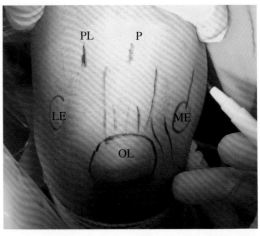

图6.8 后侧松解术通过后侧和后外侧入路进行操作，OL，鹰嘴；LE，外侧髁；ME，内侧髁。

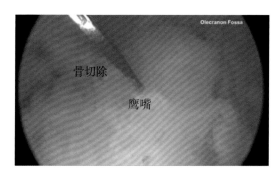

图 6.9 如果在鹰嘴处有骨赘，他们应该在后囊切除和鹰嘴窝清理干净前进行清理。

从中外侧入路，即软点入路），完成对肱桡关节后部的清理。尺神经位于后内侧区域，在整个手术过程中应进行保护。如果认为有继发于内侧副韧带后束挛缩的屈曲障碍，应在进行开放尺神经减压术时切除或关节镜下切除，此处邻近尺神经，需注意保护。在进行内侧或前间室操作时，外科医师应尽量减少使用负压吸引，使用戴帽的刨削刀或磨钻，始终保持帽部分面向尺神经或前关节囊。

皮肤入口应用水平褥式缝合闭合，避免形成窦道。开放式和关节镜手术的术后康复是相似的，将在后文详述。

开放关节囊切除术

手术计划

开放式关节囊切除术可以通过外侧入路（纵向术式）或通过内侧入路（跨顶术式）进行，也可以两者结合。简单的关节外挛缩最常用的是外侧入路，经内侧关节囊切除术很少被首选。如果需要对尺神经进行松解或存在广泛的内侧或冠状突关节炎，内侧入路可能会比较有利。然而，在更复杂的病例，多采用外侧入路进行外侧松解。在处理严重挛缩时，尺神经原位减压后可以通过另一切口跨过肘管进行外侧松解。

患者体位、切口及体表标记

患者仰卧，手臂放在侧桌上或肘部置于胸前。尺骨鹰嘴，内、外上髁和尺神经是主要体表标志。在无陈旧手术切口情况下，切口可以选择 Kocher 切口的近侧半（图 6.10）。然而，根据我们的经验，大多数情况下是通过后侧皮肤切口完成，这样可以较轻易地进入肘关节的三个间室，可以同神经间平面进入，从而避免分离旋前方肌群。这个通用后侧皮肤切口，易于探查尺神经，并可以完成尺神经松

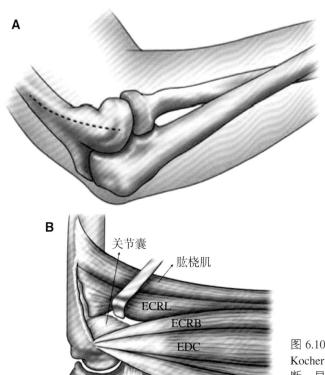

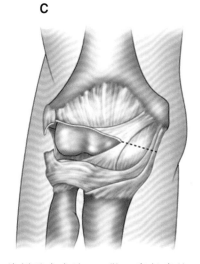

图 6.10 外侧手术方法：A. 做一半长度的 Kocher 切口。B. 肱桡肌和 ECRL 从肱骨上离断，显露前关节囊。C. 进行松解术。ERCL，桡侧腕长伸肌；ECRB，桡侧腕短伸肌；EDC，指总伸肌。

解或后内侧关节囊挛缩的问题。

深部显露

将桡侧腕长伸肌肌肉起点和肱桡肌远端肌纤维从肱骨上切断（图 6.11）。如果有必要，根据影响肱桡关节的相关病理情况，该切口可以扩展至 Kocher 间隙远端，同时保留尺侧副韧带的完整性。

将肱肌从前关节囊上拨开（图 6.12），由于神经血管结构的复杂关系，关节前部的解剖必须仔细进行。一旦肱肌从关节囊上分离并向前牵开，显露的关节囊可以三角形的方式进行切除，三角形底在外侧，顶点朝向内侧（图 6.13）。关节囊的内侧往往较难显露，但较易触及将它切断从而完成松

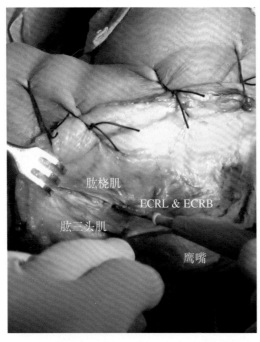

图 6.11　从肱骨外侧柱离断肱桡肌、桡侧伸腕肌，从而进行外侧松解。

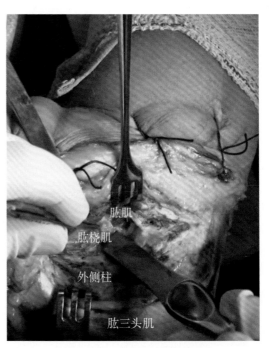

图 6.12　用骨剥将肱肌和神经血管组织与关节囊分离。

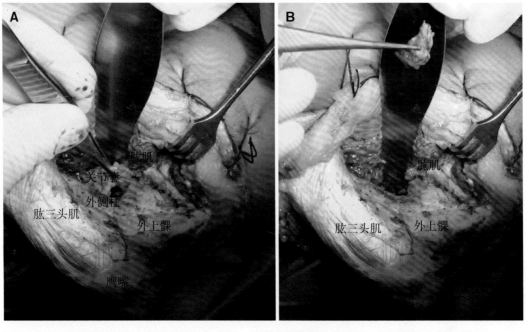

图 6.13　A. 关节囊从肱肌上方分离至肱骨内侧。B. 关节囊与肌肉分离后，尽可能从内侧切断。

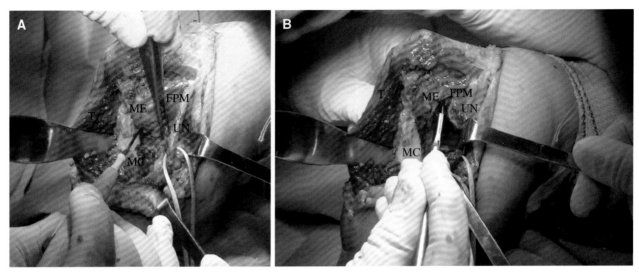

图 6.14　A. 如果关节有残留伸直缺陷，通过抬高屈肌-旋前肌群（FPM）1~2 cm，内侧关节囊可以安全地切除。B. 在保护尺神经的同时，可以用小刀轻松切除关节囊。T，肱三头肌；ME，髁内；MC，内侧柱；UN，尺神经。

解，在可控的操作下进行最后的松解。另外，如果无法达到全面松解，可以从内侧进行关节囊切除术（图 6.14）。完成以上操作后，若仍有 MCL 后带紧张导致的屈曲缺陷，则可将 MCL 完全切除（图 6.15）。肱三头肌和肘肌可以从肱骨远端离断，在鹰嘴窝后切除后囊（图 6.16），并对鹰嘴窝内软组织进行清理，以及需要对尺骨鹰嘴尖出现的骨赘进行清理。

术后康复

术后评估神经血管状态，通过经皮插入导管进行持续性臂丛神经阻滞。放置引流，肘关节用夹板固定并在伸直位抬高保持 12~24 小时（图 6.17）。当肘关节固定被解除后，肘部被放置在连续的被动运动机器（CPM）中，在耐受疼痛或机器本身允许的条件下尽可能多地进行被动运动（图 6.18）。术后第 2 天，停止神经丛阻滞，术后第 3 天 CPM 撤机。采用可调式静态螺丝夹板对肘关节进行固定至少 3 个月（图 6.19）。鼓励患者从出院后的第 1 天起积极运动。

并发症

治疗肘关节僵硬的并发症与软组织的愈合、神经血管结构的损伤、僵硬的复发或疼痛的持续性有关。神经血管并发症与手术方式有关，在关节镜和开放手术中均有报道。虽然这些伤害绝大多数情况下是暂时的神经失用症，桡神经、正中神经完全切

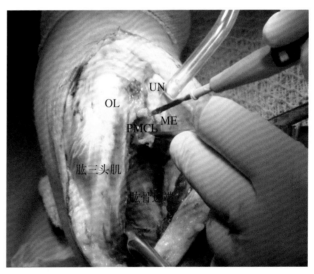

图 6.15　当出现严重的屈曲缺陷时，这通常是由于对内侧副韧带后带挛缩造成的，韧带的这一部分必须切除，但要保留前带。UN，尺神经；ME，内侧髁；OL，鹰嘴。

断也见于相关报道[1,2]。术前未发现尺神经病理状态或运动恢复后未进行神经减压，都会因为疼痛和屈曲功能丧失导致手术失败，造成所谓的延迟性尺神经病变[3,4]。如果运动功能不能充分地恢复，尤其是伸展时，可以考虑在手术后的第 1 个星期内进行麻醉下缓慢矫正。在这种情况下，可以取得轻微的运动恢复，但需要评估二次手术的风险。术后运动逐渐减少应警惕异位骨化的发生。

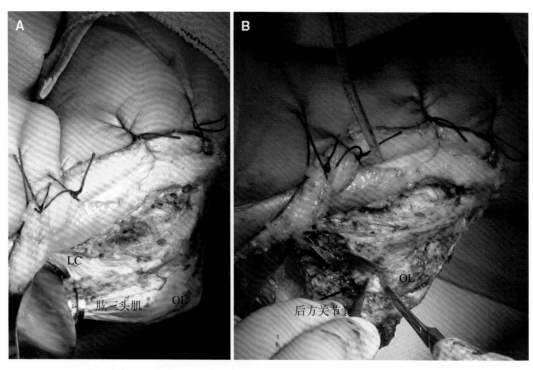

图 6.16 A. 通过回缩肱三头肌腱完成后方的松解。B. 一旦到达鹰嘴窝，就完全移除了关节囊。LC，侧柱；OL，鹰嘴。

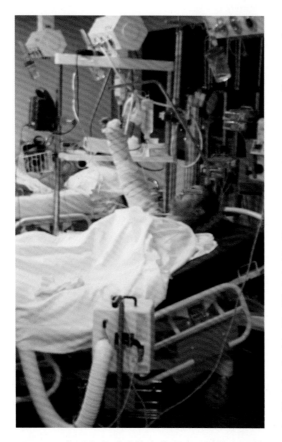

图 6.17 术后患者手臂伸直位固定，并抬高以防止肿胀。

研究结果

关节镜及开放式关节囊松解的临床疗效详见表 6.1 和表 6.2。

作者观点

肘关节僵硬是骨科常见疾病，很多患者会调整自身功能需求来适应关节僵硬，而不是寻求手术等特殊治疗。但是，在更深入地理解肘关节功能解剖和生物学规律，并不断提高手术技巧后，该手术将更加普及。关节镜技术的引入更有助于治疗该类疾病的患者，且可以取得与开放式手术相同的疗效。然而，潜在的血管神经并发症和手术难度也限制该术式的发展。存在关节炎情况下的肘关节僵硬是一个比较复杂的问题，单纯的关节囊松解疗效并不一定理想；相反，采用关节成形术或关节置换术，根据患者的特点可能取得更好的疗效。当面对肘关节僵硬患者时，患者的意见可能比医生更重要。该手术不应在不协作的患者，或对术后康复有异议的患者中进行。

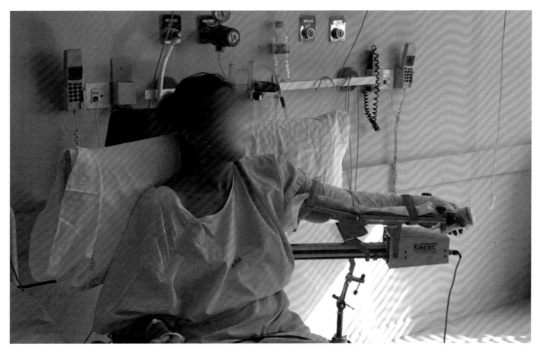

图 6.18　根据术前情况，建议术后 24~48 小时使用 CPM。

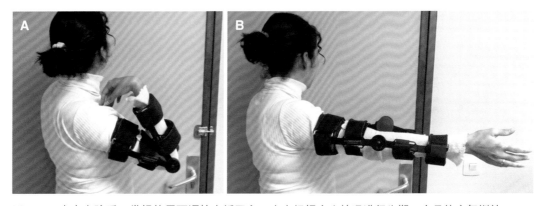

图 6.19　患者出院后，常规使用可调控夹板固定，患者根据个人情况进行为期 3 个月的康复训练。

表 6.1　肘关节僵硬关节镜术后临床疗效

作者（发表年份）	病例（N）	术式	随访时间（月）	术前活动度（°）	术后活动度（°）	平均活动度提高（°）	疗效及并发症
Byrd (1994)	5	桡骨小头骨折清理术	24	41~124	30~138	44	全部患者活动度及骨擦感疼痛水平好转
Timmerman and Andrews (1995)	19	清创及畸形矫正	29	29~123	11~134	29	优良率 80%，2 例二次手术
Kim et al. (1995)	25	清创，关节囊切除及桡骨头部分切除术	25	21~113	14~130	24	满意率 92%，VAS 评分从 2.8 分提高至 4.6 分，2 例正中神经短暂性失用，1 例神经损伤
Phillips and Strasburger (1998)	15	游离体清除，骨赘清除，关节囊前部切除及后部清除术	18	37.7~117.1 (80.1)	5.9~135.4 (130.2)	50	1 例术后持续性关节僵硬行二次手术，全部患者疼痛好转

（续表）

作者（发表年份）	病例（N）	术式	随访时间（月）	术前活动度（°）	术后活动度（°）	平均活动度提高（°）	疗效及并发症
Savoie et al. (1999)	24	清理术，鹰嘴及冠状突部分切除	32	40~90	8~139	81	全部患者 VAS 疼痛评分降低（从 8.2 分至 2.2 分），异位骨化 1 例，表面感染 1 例
Kim and Shin (2000)	63	清理术，关节囊切除术，软骨成形术，后侧清理术	42.5	73	123	50	患者满意率 92%，术前症状持续时间 < 1 年术后活动度提升较大
Ball et al. (2002)	14	清理术，骨赘切除术，前后关节囊切除术	12~29	35~117	9~133	42	全部患者疗效满意，远期疗效受益可能更加显著
Adams et al. (2008)	42	清理术，骨赘切除术，前后关节囊切除术	44	21.4~117.3	8.4~131.6	27.3	MEPS 评分 81% 优良率，异位骨化 1 例，尺侧感觉障碍 1 例
Blonna et al. (2010)	24	清理术，骨赘清理，前关节囊切除，8 例尺神经预防性减压	44	活动度提高 27°	活动度提高 6°	21	全部患者症状改善，24 例运动员中 22 例恢复至术前水平，3 例患者出现迟发型尺神经症
Cefo et al. (2011)	27	清理术，关节囊切除术	24	24~123	7~133	26	全部患者症状改善，1 例患者表面感染

表 6.2　关节囊开放减压术临床疗效

作者（发表年份）	病例（N）	术式	随访时间	术前平均活动度（°）	术后平均活动度（°）	平均活动度提高（°）	疗效及并发症
Cohen and Hastings (1998)	22	侧方入路，韧带保留	29 个月（15~73 个月）	74	129	55	前臂旋转度从 135° 提高至 159°，疼痛和功能显著提高
Tsuge et al. (1998)	43	侧方入路，外侧尺骨副韧带 Z 字修整，后方内侧副韧带切断	9.2 年（3~19 年）	35	94	59	患者满意度 88%，多数患者需要外侧尺骨副韧带松解及筋膜间关节置换
Mansat et al. (1998)	38	纵向入路	43 个月（24~74 个月）	49	94	45	满意度 82%，末次随访 89% 疗效改善，11% 患者术后活动度下降 24°
Ring et al. (2006)	46	前方关节囊切除	48 个月	50	103	53	9 例患者经过 2 次手术后活动度提升 24°
Higgs et al. (2012)	81	关节囊切除术	最短随访 12 个月	69	109	40	肘关节僵硬疗效显著
Breborowicz et al. (2014)	100	关节囊切除术	60 个月	49	86	37	内侧及外侧入路临床疗效无差异

参 · 考 · 文 · 献

1. Haapaniemi T, Berggren M, Adolfsson L. Complete transaction of the median and radial nerves during arthroscopic release of posttraumatic elbow contracture. Arthroscopy. 1999;15:784–7.

2. Jones GS, Savoie III FH. Arthroscopic capsular release of flexion contractures (arthrofibrosis) of the elbow. Arthroscopy. 1993;9:277–83.

3. Antuna SA, Morrey BF, Adams RA, O'Driscoll SW. Ulnohumeral arthroplasty for primary degenerative arthritis of the elbow: long-term outcome and complications. J Bone Joint Surg Am. 2002;84: 2168–73.

4. Blonna D, Huffmann GR, O'Driscoll SW. Delayedonset ulnar neuritis after release of elbow contractures: clinical presentation, pathological findings, and treatment. Am J Sports Med. 2014;42(9):2113–21.

5. Byrd JW. Elbow arthroscopy for arthrofibrosis after type Ⅰ radial head fractures. Arthroscopy. 1994;10(2): 162–5.

6. Timmerman LA, Andrews JR. Arthroscopic treatment of posttraumatic elbow pain and stiffness. Am J Sports Med. 1994;22(2):230–5.

7. Kim SJ, Kim HK, Lee JW. Arthroscopy for limitation of motion of the elbow. Arthroscopy. 1995;11:680–3.

8. Phillips BB, Strasburger S. Arthroscopic treatment of arthrofibrosis of the elbow joint. Arthroscopy. 1998; 14:38–44.

9. Savoie Ⅲ FH, Nunley PD, Field LD. Arthroscopic management of the arthritic elbow: indications, technique and results. J Shoulder Elbow Surg. 1999;8:214–9.

10. Kim S-J, Shin S-J. Arthroscopic treatment for limitation of motion of the elbow. Clin Orthop. 2000; 375:140–8.

11. Ball CM, Neunier M, Galatz LM, Calfee R, Yamaguchi K. Arthroscopic treatment of posttraumatic elbow contracture. J Shoulder Elbow Surg. 2002;11:624–9.

12. Adams JE, Wolff 3rd LH, Merten SM, Steinmann SP. Osteoarthritis of the elbow: results of arthroscopic resection and capsulectomy. J Shoulder Elbow Surg. 2008;17(1):126–31.

13. Blonna D, Lee GC, O'Driscoll SW. Arthroscopic restoration of terminal elbow extension in high-level athletes. Am J Sports Med. 2010;38:2509–15.

14. Cefo I, Eygendaal D. Arthroscopic arthrolysis for posttraumatic elbow stiffness. J Shoulder Elbow Surg. 2011;20:434–9.

15. Cohen MS, Hastings Ⅱ H. Posttraumatic contracture of the elbow: operative releases using a lateral collateral ligament sparing approach. J Bone Joint Surg. 1998;80B:805–12.

16. Tsuge K, Murakami T, Yasunaga Y, Kanaujia RR. Arthroplasty of the elbow. Twenty years' experience of a new approach. J Bone Joint Surg. 1987;69B:116–20.

17. Mansat P, Morrey BF. The "column procedure": a limited surgical approach for the treatment of stiff elbows. J Bone Joint Surg. 1998;80A:1603–15.

18. Ring D, Adey L, Zurakowsky D, Jupiter JB. Elbow capsulectomy for posttraumatic elbow stiffness. J Hand Surg. 2006;31(8):1264–71.

19. Higgs ZC, Danks BA, Sibinski M, Rymaszewski LA. Outcomes of open arthrolysis of the elbow without post-operative passive stretching. J Bone Joint Surg Br. 2012;94:348–52.

20. Bręborowicz M, Lubiatowski P, Długosz J, Ogrodowicz P, Wojtaszek M, Lisiewicz E, Zygmunt A, Romanowski L. The outcome of open elbow arthrolysis: comparison of four different approaches based on one hundred cases. Int Orthop. 2014;38(3):561–7.

21. Antuña S, Barco R. Essentials in elbow surgery: a comprehensive approach to common elbow disorders. London: Springer; 2014.

7 肘关节外侧副韧带损伤的修复重建技术

Melanie Vandenberghe and Roger van Riet

本章提要

临床上，单纯肘关节脱位所致的肘关节不稳定并不多见，即便出现，患者也多因症状轻微而选择不去医院就诊。肘关节外侧痛、弹响以及不稳感是肘关节不稳的常见症状。但要正确诊断，查体是关键，透视或关节镜检查可帮助明确诊断。

通常情况下，对伴有症状的慢性侧副韧带损伤患者，可选择使用各种类型的肌腱移植物和内固定方法来重建韧带，而韧带修补术则应严格掌握手术适应证。最近，有人介绍了一种新型的关节镜下韧带重叠加强技术，用于治疗那些肘关节轻微不稳的患者。

综合文献报道，手术成功率可达到75%~95%，不良结果多发生于翻修手术或那些单纯肘关节疼痛而无明显不稳的病例，这再次凸显了术前准确诊断的重要性。

关　键　词

不稳；外侧副韧带；关节镜；韧带成形术；肌腱移植

适应证

急性单纯肘关节脱位时，可在全麻下进行复位。复位后，在没有内外翻应力下最大程度屈伸活动肘关节，如果在伸肘60°至30°前即发生脱位，则需行韧带修复或给予合适的外固定。

对于慢性肘关节不稳的病例，在确定治疗策略前，首先要询问患者的病史，并根据查体结果决定是否手术。如果患者第一次脱位后，关节反复不适，但没有出现明确的再次脱位或伴随关节不稳症状，手术与否需要医生仔细斟酌；而如果患者反复出现轻微外伤后的关节脱位，则需要选择行切开韧带重建术。

体格检查包括轴移试验、后抽屉试验及内外翻应力试验等，通常侧副韧带损伤时患者会表现出一个以上的阳性体征。X线片和MRI扫描在制定治疗策略过程中必不可少，但要注意当患者有慢性后外侧旋转不稳定（PLRI）时，X线检查往往无阳性发现。如果在查体过程中发现有严重不稳，同时MRI上显示有严重的软组织损伤（图7.1），则需要进行切开韧带重建术。当临床查体阳性，同时MRI证实有外侧副韧带撕裂或瘢痕形成，但肘关节没有明显的不稳定时，我们更倾向行关节镜下修复。如有疑问，可以在麻醉下再次查体，根据查体结果决定手术方案。

手术技术

开放式韧带成形术

患者取仰卧位，患肢放置于手架上。全麻或局麻均可，我们习惯在超声引导下行锁骨上臂丛阻滞麻醉。

麻醉成功后，再次行肘关节查体，包括活动范

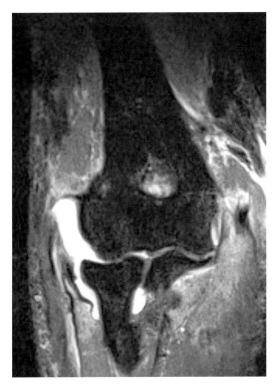

图 7.1　MRI 显示外侧副韧带断裂。

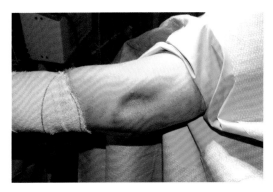

图 7.2　轴移试验提示肱桡关节"酒窝征"阳性。

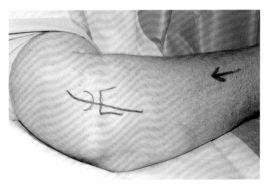

图 7.3　患者仰卧位，上臂放在手架上。在患者的肘外侧标记桡骨头、肱骨外侧髁和计划切口。

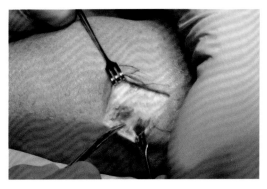

图 7.4　Kocher 间隙可以由肘肌和尺侧腕伸肌肌腹之间的脂肪条纹确定。

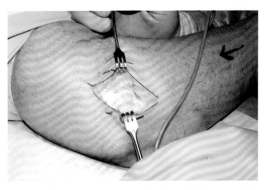

图 7.5　脂肪条纹和 Kocher 间隙可能很难在以往有过手术的患者中识别。

围、内翻和外翻应力试验、轴移试验（图 7.2）。如果上述检查均为阳性，则选择行韧带切开重建术。

驱血后上止血带，压力设定为 250 mmHg。

以肱骨外上髁为中心（图 7.3），自其近端 2 cm 开始向远端做切口，经过桡骨头中后 1/3，最后止于尺骨边缘。

在肘肌和尺侧腕伸肌之间找到 Kocher 间隙，通常在这个间隙，即两块肌肉之间可以看到"脂肪条纹"(图 7.4)，但如患者既往有肘关节外侧手术史，这个间隙可能很难识别（图 7.5）。

从 Kocher 间隙将环状韧带和侧方关节囊打开（图 7.6），切开远端充分显露尺骨外侧面。通常情况下，切口远端有 3 根血管，应选择结扎或电凝血管，避免术后出血。

得到了较好的显露后，即可触及尺骨旋后肌嵴——位于尺骨前外侧缘的锐利边缘，继续向近端桡骨头方向探查，在桡骨头稍远端可触及一个小的突起，即为尺侧副韧带止点（LUCL）。

近端处理：从肱骨外侧髁上锐性分离伸肌总腱的后方止点及残余或瘢痕化的外侧副韧带复合体。沿着桡骨头（capitellum）的轮廓，找到 LCL 复合体在肱骨外侧髁的中心处的起点（图 7.7）。

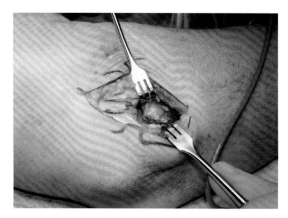

图 7.6　打开关节囊后即可见肱桡关节。

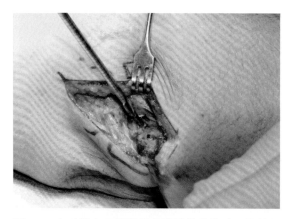

图 7.8　克氏针在尺骨旋后肌嵴结节处钻过尺骨单侧皮质。再用 4.5 mm 的空心钻扩大。

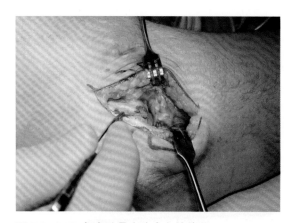

图 7.7　LCL 起自肱骨小头中心的外面。

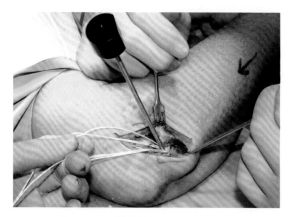

图 7.9　拆下导针，将带线纽扣植入髓腔内，确认获得牢固的固定。

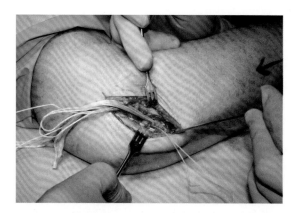

图 7.10　将移植物穿过线环，确保线环位于移植物的中央。

在这一步骤，我们可以探查肱桡关节，并清除引起撞击的滑膜。如果患者术前查体提示活动范围减少，也可以在此时松解前关节囊。

自体和异体肌腱都可以用来重建韧带，没有文献证据显示两者有疗效差异。我们习惯用拇长伸肌腱进行重建，这是因为两者形态大小基本相当，同时又能避免因自体肌腱移植引起的潜在损伤，其他备选移植物包括三头肌腱、掌长肌腱、股薄肌腱。

可供选择的固定方法有以下几种：骨隧道、桥接技术、界面螺钉和骨皮质纽扣。我们喜欢使用带有一个可调节线环的骨皮质纽扣，它不仅能提供坚强的即刻固定，还可以通过线环进一步调节肌腱张力。

用导针在尺骨旋后肌嵴结节处钻孔穿过单侧皮质，再用 4.5 mm 的空心钻扩大皮质孔（图 7.8）。移除导针，将带线纽扣放置入髓腔，确认纽扣获得

了牢固固定（图 7.9）。将移植物穿过线环，确保线环位于移植物的中央（图 7.10），屈肘 30°，前臂旋前位，收紧线环，完成移植物尺骨侧固定。第二枚皮层纽扣通过类似的方式植入肱骨隧道，用导针钻透外上髁的侧副韧带止点，近侧皮质孔再用 6 mm

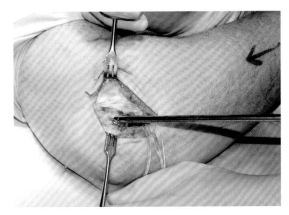

图 7.11 导针钻透外上髁上肌腱止点，近侧皮质再用 6 mm 空心钻头加粗，以便肌腱可以拉进隧道。

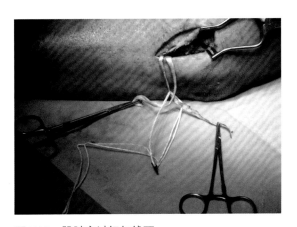

图 7.12 肌腱穿过纽扣线环。

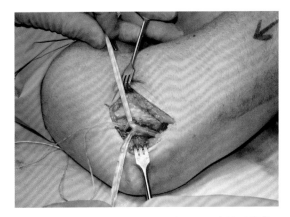

图 7.13 移植物的两端同时穿过线环，牵拉移植物，获得合适的张力。

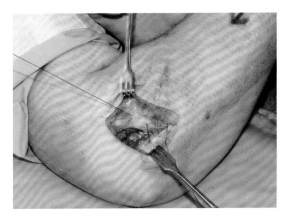

图 7.14 将移植物近端的两个游离端反折，用不可吸收线与远端收紧的移植物重叠缝合。

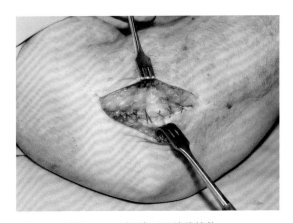

图 7.15 关闭 Kocher 间隙，覆盖移植物。

空心钻头扩大，以便肌腱可以拉进隧道（图 7.11）。移植物穿过纽扣线环（图 7.12）后，牵拉纽扣穿过后方的第二层皮质。这一过程可在肱骨后方直视下进行，但通常并无必要。移植物的两端同时穿过线环，牵拉移植物，获得合适的张力（图 7.13）。注意在这个过程中将肘关节放置于功能位，同时线环收紧。然后，将移植物近端的两个游离端反折，用不可吸收线与远端收紧的移植物重叠缝合（图 7.14）。关闭 Kocher 间隙，覆盖移植物（图 7.15），最后缝合皮肤。手术过程中手臂放置在一个可移动的手架上，以避免手臂位置变动影响手术操作（尤其是局部神经阻滞麻醉时）。

皮质纽扣技术简洁、可靠，易于操作。当然其他的"传统技术"（如 docking technique）也在临床上广泛应用，也同样获得了良好的疗效（图 7.16）。

缺点

此类手术也有不足之处，其最常见的并发症是

残留或复发不稳，为了避免这一并发症，术中一定要确保移植物有足够的张力，同时也应注意一些技术方面的细节。如果外科医师选择使用尺骨双皮质纽扣，应探查并保护好尺神经。在这种情况下，我们建议在隧道钻孔和纽扣固定时必须能直接查看到

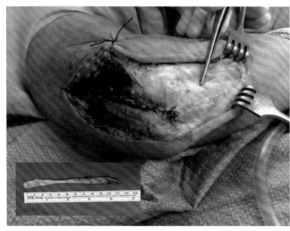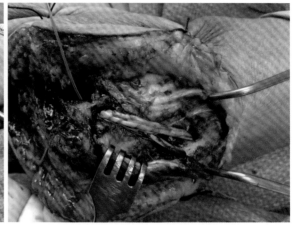

图 7.16 经典的对接缝合技术是另一种固定移植物的方法。

对侧尺骨皮质。在髓内进行纽扣翻转是很有难度的，但如果我们在钻皮质孔时略偏一些，远离关节，便可降低一些难度，这样做也可降低钻孔时损伤关节软骨的可能。纽扣钢板翻转后，我们通过拉紧线环来检验固定是否牢靠，这样做会使纽扣钢板紧贴皮质，并提供额外的固定强度，同时减少拉紧移植物后张力降低的可能性。

肱骨隧道应从外上髁近端内侧开始钻孔，并从肱骨后外侧坚韧的皮质处穿出，这会减少隧道破损的可能性，还应注意不要钻向鹰嘴窝内，这可能会导致手臂屈伸时发生撞击。

术后的治疗

术后第 1 天取下外固定夹板，更换为可活动支具。术后 2 周内允许完全屈曲，伸直则限制于 60° 位；术后 2~4 周，伸直可至 30°；4~6 周时，允许在支具保护下完全伸直。

关节镜下修补

全身麻醉后，患者取侧卧位。侧卧位对患者而言是一个不舒服的体位，较之神经阻滞麻醉，全麻一方面能让患者更为舒适，另一方面也可避免在操作过程中出现因患者自主活动而导致的神经血管损伤。手臂放在手架上，注意不要压迫肘关节前方，以免影响操作的便捷性，同时也避免肘关节前方的神经血管被顶向操作工具。推荐将止血带放置于手架上，这既增加了固定位置的稳定性，又避免了肘关节前方的压迫。

在肘关节镜切皮之前完成肘关节临床检查，尤其是侧方稳定性的检查。通常情况下，肘关节不易

发生脱位，但在轴移试验中需注意肘关节的半脱位。用笔在皮肤上标记解剖标志，包括尺神经、尺骨鹰嘴和桡骨头。从"软点"处打入生理盐水（图7.17），首先在内侧髁上方 2 cm，前方 1 cm 处做标准的前内侧入口。我们使用 15 号刀片来做切口，从切口处置入钝头套管，对着桡骨头方向，滑过肱骨前方，先置入钝套，再置入 4.5 mm、30° 关节镜镜头，前关节腔观察的结构包括桡骨冠状突、冠突窝、桡窝及前关节囊，在观察中可以发现一些滑膜炎的存在，或发现一些创伤性改变或骨关节炎的迹象。只在必要时做外侧操作入路，可在细导针定位下完成，其他关节镜器械可以通过外侧入路进入关节腔进行操作。

后外侧入路是后方第一个入路，该入口位于鹰嘴尖的外侧，可用切皮刀直接向鹰嘴窝方向做切口。注意入口不能太靠近端，否则会给镜头进入肱

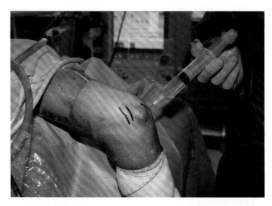

图 7.17 解剖标志，包括尺神经、尺骨鹰嘴和桡骨头用笔标记在皮肤上。通过"软点"向关节腔内注入生理盐水。

榇间隙带来困难。镜头进入鹰嘴窝后，通常很容易观察到尺骨，从这里可以检查内侧肱尺关节，并在外翻应力下测试内侧副韧带，随后探查鹰嘴尖。如有必要，可再加做一个后方中部切口，以便完成相关操作。

随后将镜头指向鹰嘴尖部，逐渐转向外侧，直至到达榇侧沟。此时，肘部保持屈曲 30° 位，继续将镜头转向肱榇间隙。肘关节保持轻度屈曲有助于套管从鹰嘴处退出，防止其卡在侧方关节囊处，从而能轻松进入肱榇关节间隙（图 7.18）。

榇骨头上通常会有滑膜皱襞阻碍视野，但多数情况下镜头可跨过皱襞并观察到榇骨头。此时可用定位针确定并建立软点入路和切口。为了更清楚观察榇骨头，可用刨削器切除滑膜和滑膜皱襞。

常规的轴移和后抽屉试验在此阶段帮助不大（进行上述检查的同时无法清楚观察肱榇间隙）。此时最好在关节镜下进行旋转不稳定（ARI）测试：用内翻应力打开肱榇关节，然后将前臂充分旋后，ARI 试验阳性时，可以观察到榇骨头向后平移，同时外侧肱骨关节间隙打开。在损伤严重的情况下，镜头甚至可以进入肱尺关节间隙，从榇侧面观察到尺侧沟。了解旋转推出征不同于内侧副韧带损伤导致的内侧张开是很重要的。

将 PDS Ⅱ 缝线穿入 14 G 导针备用（图 7.19）。触摸确定外上髁，导针从外上髁的中心点刺入，进入榇侧沟。针尖进入视野后，将 PDS Ⅱ 缝线引入到关节腔中。抓线钳从软点入路进入，将缝线关节内支牵出。穿刺针取出，将另一根 PDS Ⅱ 缝线穿入备用。

触诊榇骨头和尺骨位置，导针自尺骨榇侧缘皮下穿入，进针方向指向肱榇间隙。LUCL 的远端止点位于尺骨旋后肌嵴近榇骨头基部，进针点位于尺骨上方（图 7.20）。这样做不仅加强了重叠缝合的效果，也使导针远离肘前神经血管结构。PDS Ⅱ缝线再次穿过导针进入关节腔，并用抓线钳从软点

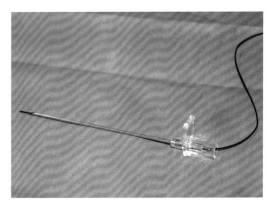

图 7.19　一个 14 G 导针装入 PDS Ⅱ 缝线。

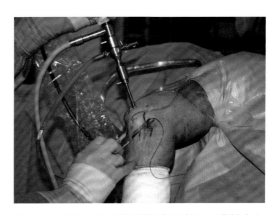

图 7.20　导针自尺骨榇侧缘皮下穿入，进针方向指向肱榇间隙。LUCL 的远端止点位于尺骨旋后肌嵴近榇骨头基部，进针点位于尺骨上方。

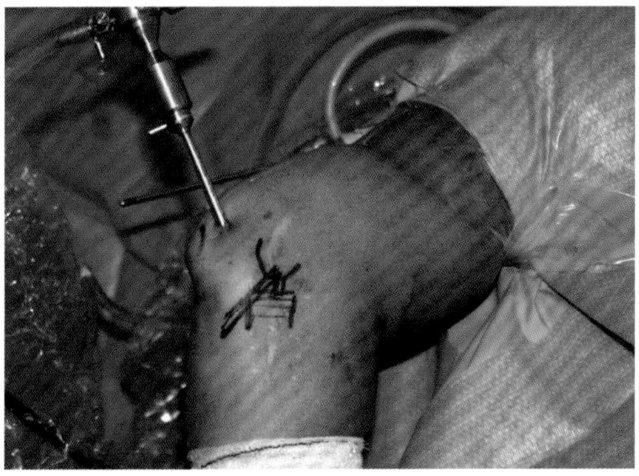

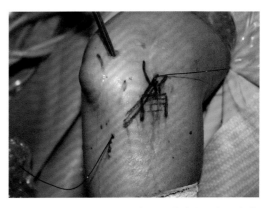

图 7.18　镜头后外侧入路进入，可直接进入榇侧沟。

图 7.21　现在 PDS 线完全位于关节腔内，与原来的外侧副韧带走行方向一致，近端在外上髁 LUCL 的止点处穿出皮肤，远端自尺骨旋后肌嵴处皮肤穿出。

入路取出。将两根 PDS 缝线的关节外支互相打结，将线结自远端或近端皮肤牵出。现在 PDS 线完全位于关节腔内，与原来的外侧副韧带走行方向一致，近端在外上髁 LUCL 的止点处穿出皮肤，远端自尺骨旋后肌嵴处皮肤穿出（图 7.21）。将 PDS 线近端打结，同时将另一根 PDS 线穿过该结环。然后将第一根 PDS 线向远端牵拉，一旦两根缝线同时穿出皮肤即解除线结。现在关节内是双股 PDS 线（图 7.22）。使用小血管钳将所有 PDS 线末端经皮下从软点入路牵出（图 7.23 和图 7.24）。在缝线不同收紧程度下重复 ARI 试验，收紧缝线时应能感受到肘关节稳定性明显增加。退出关节镜套管，便于缝线充分收紧。肘部保持固定在稳定位置，将两根缝线各自收紧打结（图 7.25）。缝合线现在已经在 LUCL、外侧关节囊周围形成环线，并将上述结构收紧、重叠。缝合切口，将肘关节在无张力状态下尽可能伸直，然后在该位置用后方夹板固定，预防肢体肿胀。术后第 1 天除去夹板，换可活动支具，在其保护下允许完全屈肘，伸直则限制于 60°；术

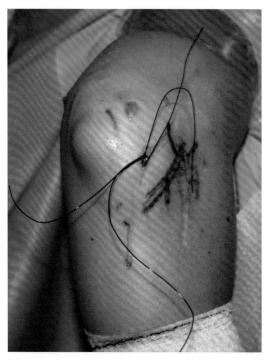

图 7.24　双股 PDS 缝线所有缝线支自软点入路穿出外侧切口，在关节腔内外侧髁处穿过肘肌至尺骨止点，从尺桡骨间隙入路穿出。

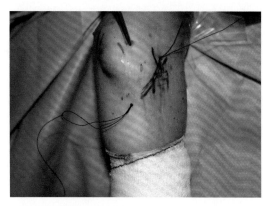

图 7.22　双股 PDS 缝线。

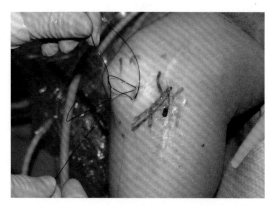

图 7.25　肘部固定，两根缝线各自收紧打结。

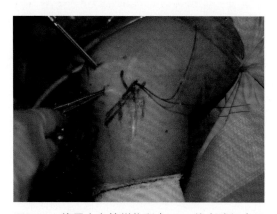

图 7.23　使用小血管钳将所有 PDS 线末端经皮下从软点入路牵出。

后 2~4 周，伸直可至 30°；4~6 周时，允许在支具保护下完全伸直。

结　果

　　文献摘要列于表 7.1。手术并发症发生率约为 11%，并发症大多轻微、无需再次手术。总体再次手术率则为 2.6%[8]。术后会有一定程度的活动范围减小（5°～10°）。复发不稳是最常见的并发症，其他并发症包括血肿和浅表感染[8]。

表 7.1　近期文献汇总表

作者	年份	类型	技术	病例数量	随访时间（月）	成功率	Mayo 肘关节评分（分）
Sung Kim 等 [1]	2013	急性	切开修补	19	9	89%	87（65~100）
Daluiski 等 [2]	2014	急性 vs 慢性	切开修补 急性 vs 慢性	34	42	89% 急性 100% 延迟手术	急性 90；延迟手术 89
Sanchez-Sotelo 等 [3]	2005	慢性	修复 vs 重建	44	72	75% 修复 88% 重建	
van Riet 等 [4]	2015	慢性	关节镜下重叠加强	20	21	95%	90（70~100）
Jones 等 [5]	2011	慢性	切开重建	8	85	75%	88（75~100）
Vernet 等 [6]	2015	慢性	切开重建	19	61	100%	90（60~100）
Baghdadi 等 [7]	2014	翻修	再次切开重建	11	60	73%	83（60~100）

展　望

　　切开和关节镜手术都能获得良好的疗效，复发不稳罕见，严格掌握适应证是手术成功的关键。目前为止，我们仅将关节镜手术用于治疗那些后外侧旋转不稳定、但无习惯性脱位的患者，其他患者则采用切开重建技术，随访显示两者都有良好的疗效。切开手术的不足之处是术后恢复期较长，这可能与术中为了获得良好显露和精确重建 LUCL 而造成的广泛软组织损伤有关。我们认为，关节镜技术将在未来几年获得广泛应用，并且该技术将如开放技术一样，同样适用于肌腱的移植重建。

参·考·文·献

1. Kim BS, Park KH, Song HS, Park SY. Ligamentous repair of acute lateral collateral ligament rupture of the elbow. J Shoulder Elbow Surg Am Shoulder Elbow Surg [et al]. 2013;22(11):1469–73.

2. Daluiski A, Schrumpf MA, Schreiber JJ, Nguyen JT, Hotchkiss RN. Direct repair for managing acute and chronic lateral ulnar collateral ligament disruptions. J Hand Surg. 2014;39(6):1125–9.

3. Sanchez-Sotelo J, Morrey BF, O'Driscoll SW. Ligamentous repair and reconstruction for posterolateral rotatory instability of the elbow. J Bone Jt Surg Br. 2005;87(1):54–61.

4. van Riet RP, Vuylsteke K. Arthroscopic imbrication of the lateral collateral ligament. Data on file. 2015.

5. Jones KJ, Dodson CC, Osbahr DC, Parisien RL, Weiland AJ, Altchek DW, et al. The docking technique for lateral ulnar collateral ligament reconstruction: surgical technique and clinical outcomes. J Shoulder Elbow Surg Am Shoulder Elbow Surg [et al]. 2012;21(3):389–95.

6. Vernet E, Bacle G, Marteau E, Favard L, Laulan J. Lateral elbow ligamentoplasty by autologous tendon graft in posterolateral rotatory instability: results in 18 cases at a mean 5 years' follow-up. Orthop Traumatol Surg Res OTSR. 2015;101(4 Suppl):S199–202.

7. Baghdadi YM, Morrey BF, O'Driscoll SW, Steinmann SP, Sanchez-Sotelo J. Revision allograft reconstruction of the lateral collateral ligament complex in elbows with previous failed reconstruction and persistent posterolateral rotatory instability. Clin Orthop Relat Res. 2014;472(7):2061–7.

8. Anakwenze OA, Kancherla VK, Iyengar J, Ahmad CS, Levine WN. Posterolateral rotatory instability of the elbow. Am J Sports Med. 2014;42(2):485–91.

8

退变及创伤性病变的人工肘关节置换

Samuel R. Vollans and David Stanley

本章提要

全肘关节置换术（total elbow replacement，TER）最初被用于治疗炎性关节病所致的肘关节破坏，近年来其应用已被逐渐拓展至肘关节急性创伤及与此相关的病变。目前，全肘关节置换术的手术适应证已包括了老年人急性肱骨远端骨折及创伤后遗症，如创伤性关节炎、近关节的肱骨远端骨不连等。

需要强调的是，在治疗肘关节骨折时，无论患者的年龄如何，只要技术上可行，切开复位内固定术一定要先于 TER 进行考虑。与 TER 相比，获得良好固定、愈合的骨折不仅能保证关节的功能，更无再次手术的后顾之忧。相比较而言，无论因何种原发病而实行 TER，无菌性松动及翻修手术始终是患者挥之不去的远期隐患。

本章主要讲述了治疗炎性关节病时所采用的 TER 技术，TER 用于治疗骨折和创伤后关节炎时操作细节会有所不同，在本章中也会有相关的介绍。

关 键 词

全肘关节置换术；类风湿；关节炎；骨折；骨不连；创伤后

适应证

全肘关节置换术（TER）适用于以下肘关节病变的治疗：

- 炎性关节病（图 8.1A）
- 肱骨远端骨折[1]
  - 70 岁以上，骨折无法满意复位、固定（图 8.1B）
  - 原有炎性关节病，且受伤前肘关节已有影像学改变（图 8.1C）
  - 患者预期寿命有限（病理性骨折或患有恶性肿瘤）
- 创伤后遗症
  - 固定失效（图 8.1D）
  - 单纯肱骨远端骨不连（图 8.1E）
  - 复杂关节周围骨不连 / 畸形愈合（图 8.1F）
  - 创伤后关节炎
  - 陈旧性肘关节脱位（图 8.1G）
  - 原发性骨关节炎（罕见）

禁忌证

活动性感染是 TER 的绝对禁忌证。此外，鉴于肘关节的主要功能是手的辅助空间定位，因此完好的手功能是行 TER 的前提条件。

在本章节中，我们将以炎性关节病为例，详细介绍 TER 的手术操作技巧，当 TER 用于治疗急性骨折及创伤后遗症（骨不连、创伤性关节炎）时，技术操作会有所不同，文中也会进行相关介绍。鉴于 TER 治疗原发性骨关节炎的资料不多，我们尚

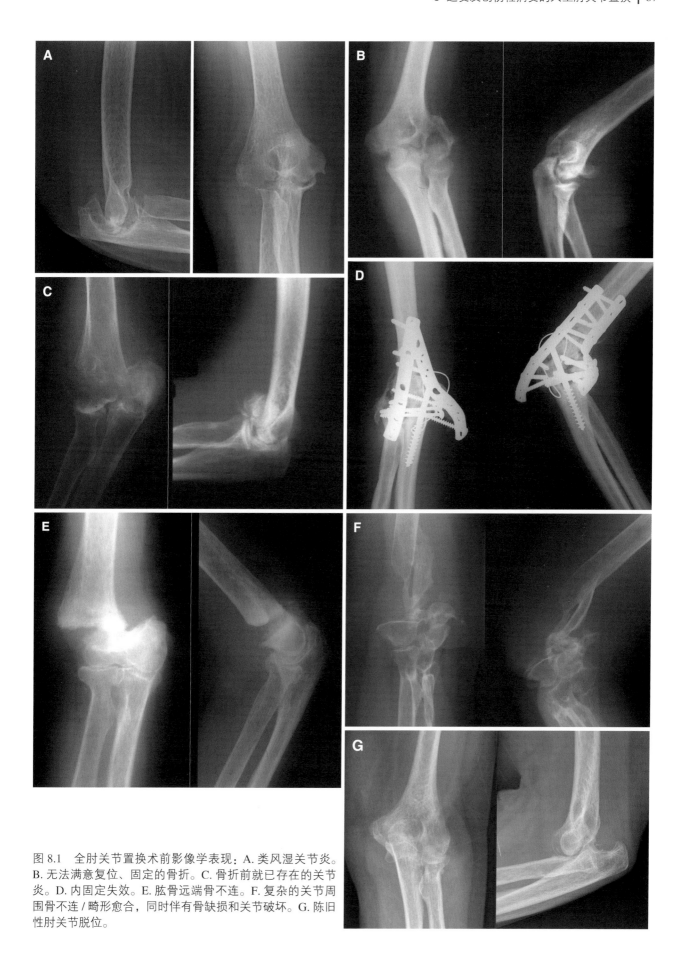

图 8.1 全肘关节置换术前影像学表现：A. 类风湿关节炎。B. 无法满意复位、固定的骨折。C. 骨折前就已存在的关节炎。D. 内固定失效。E. 肱骨远端骨不连。F. 复杂的关节周围骨不连 / 畸形愈合，同时伴有骨缺损和关节破坏。G. 陈旧性肘关节脱位。

无法对此进行更深入的阐述。

全肘关节置换术治疗炎性关节病

影像学检查

在制定术前计划时，肘关节标准正、侧位 X 线片（图 8.1）必不可少。术前评估内容包括关节的破坏程度、肱骨和尺骨髓腔的大小，还要注意肱骨远端是否有异常弯曲，上述因素对术前假体选择至关重要。如果同侧上肢有既往手术史，可能要补充拍摄从肩到腕的上肢全长片，便于预测术中可能会遇到的困难，必要时还可行 CT 检查，以进一步了解关节周围畸形愈合程度及骨量储备情况，有助于进行术前计划并预估假体的安放位置。

麻醉和手术体位

行全麻及局部神经阻滞，患者取侧卧位，上臂置于手架内，前臂自然下垂，也可采用仰卧位，将患肢横置于胸前。上止血带前 30 分钟，经静脉预防性使用一剂抗生素。为便于手术操作，止血带尽量靠近端放置，压力值设定为 250 mmHg。

体表标志

用于术中定位的解剖标志包括尺骨鹰嘴、尺神经、桡骨头（图 8.2A）。如果已完成铺单，无法通过手来确定尺、桡侧方位时，记住"头对头"这个口诀有助于术者进行迅速定位，因为在侧卧位时，患侧的桡骨头总是朝向患者的头侧（图 8.2B）。

手术入路

TER 有多种手术入路，术者可根据自己的经验和喜好进行选择。除入路外，软组织松解和术野显露对安全、便捷地完成随后的手术操作同样重要（包括截骨、髓腔准备、试模安装以及最后假体的骨水泥固定）。我们最常使用的是 Shahane-Stanley 入路[2]，它的优点包括显露充分，允许尺神经在软组织包膜内进行移位，安装假体后方便调节软组织张力。此外，由于该入路允许把软组织作为一个整体进行关闭，因而对假体有更好的覆盖和保护。

以尺骨鹰嘴尖稍内侧为中心，行肘关节后方直切口。全层分离皮瓣，充分显露术野，仔细辨别并分离尺神经的浅层组织，在整个手术过程中，术者须时刻关注和保护尺神经（图 8.3）。除非安装完假体后，尺神经在被动屈肘时有过度牵拉迹象，我们一般不常规行尺神经移位，这种情况多见于术前肘关节屈曲受限的患者。也有医师在术中常规行尺神经移位，同样也不增加手术风险。

随后纵行劈开肱三头肌，在肱骨和尺骨侧对伸肘装置进行骨膜下剥离，充分显露肘关节（图 8.4）。在此过程中，尺神经随着从骨床上剥离的深部软组

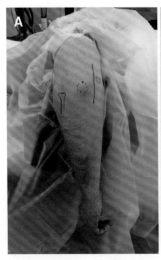
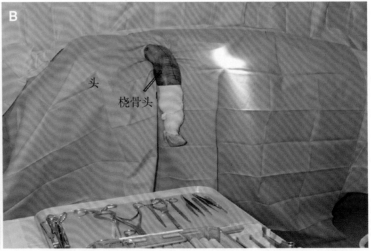

图 8.2 照片中患者取侧卧位，拟行左肘人工关节置换术。A. 记号笔已标出重要的解剖标志。B. 侧卧位时桡骨头总是位于患者的头侧，牢记这一规律有助于铺单后快速定位。

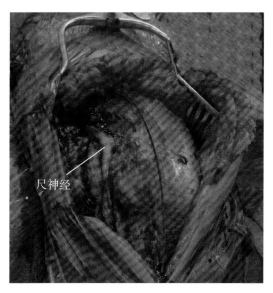

图 8.3 术中照片显示行浅层分离后的尺神经，蓝线示意肱三头肌劈裂切口的走向。

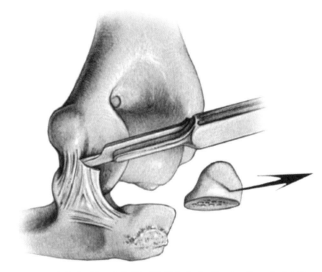

图 8.5 上图显示了侧副韧带剥离和鹰嘴尖切除，为肱骨远端显露和肘关节脱位做准备（上图经 Zimmer 授权使用）。

织一起移位，肱骨内侧柱也获得更充分的显露。

将内、外尺侧副韧带从其肱骨附着处剥离，充分显露肱骨远端（图 8.5）。切除鹰嘴尖以便于完成肘关节脱位，并为尺骨开髓做准备。此外，前关节囊也要从肱骨和尺骨冠状突的附着处进行剥离。随后探查桡骨头，如其病变已影响前臂的内外旋功能，最好行桡骨头切除；反之则保留，以维持上尺桡关节的完整性。

截骨操作

大多数人工肘关节系统都有相匹配的操作工具，可以根据假体特点和安装需要，精确完成骨床准备。我们最常使用的是 Coonrad-Morrey 全肘

关节置换系统（Zimmer），下文将介绍该假体的骨床准备过程。首先，以摆锯截除肱骨滑车的中央部分至鹰嘴窝水平，我们在此步骤采用多次截骨的方法，取下不同厚度的骨片，以备安装假体时肱骨前缘植骨所需（图 8.6）。用磨钻在鹰嘴窝近端打开肱骨髓腔，放置髓内定位杆，根据肱骨干骺端的大小安装相应的截骨板，完成截骨（图 8.7），这一操作也可在骨面上做标记后徒手完成，切勿在肱骨近端造成切迹样损伤，以免发生骨折。髓腔锉逐号扩髓至合适型号，注意既要保证试模安放的稳定性，也要预留足够的骨水泥填充空间。在行初次置换时，通常会选择短柄的肱骨假体，以 Coonrad-Morrey 假体为例，我们会使用 4 英寸（1

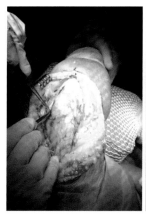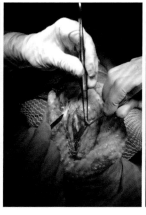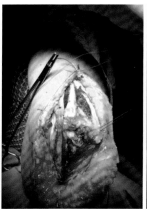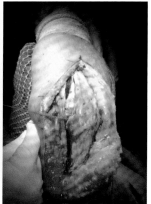

图 8.4 上述照片显示了伸肘装置自肱骨和尺骨骨膜下剥离、翻转的过程。

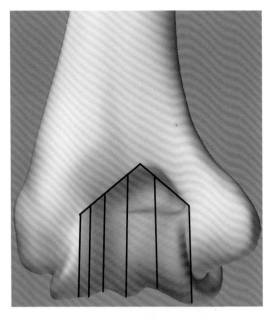

图 8.6　示意图显示了截骨线的位置（黑色实线），通过多次截骨可以获得不同厚度的骨片，供安装假体时肱骨前缘植骨选用，这一步骤同时也为开髓打开了通道。

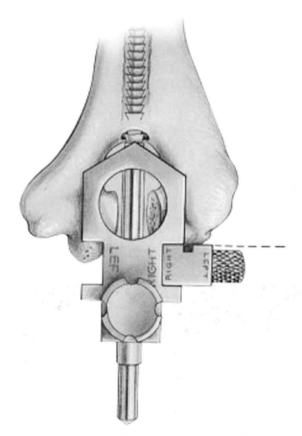

图 8.7　示意图显示了 Coonrad-Morrey 全肘关节置换系统（Zimmer）肱骨髓腔内定位截骨板的安放位置。截骨操作可以通过截骨板完成，也可在标记后徒手完成（我们采用的方式）（上图经 Zimmer 授权使用）。

英寸 =2.54 cm）柄。此外，为了保证假体和骨床的完全匹配，不管使用何种类型的肘关节置换系统，都可能需要对骨床进行进一步修整，使用磨钻是最安全的一种方式。

使用磨钻在尺骨关节面开髓，找到尺骨髓腔（图 8.8），髓腔锉逐号扩髓，必要时可使用磨钻修整尺骨近端，直至能够放置合适型号的假体试模。在完成了肱骨、尺骨髓腔准备后，两侧分别插入试模，试行复位并安装连接装置，活动并检查肘关节。理想状态下，在肘关节做屈伸活动时，试模在髓腔内的位置应保持稳定，如出现试模进出髓腔的"活塞运动"，应进一步检查和寻找原因，并做相应的调整，直至这一现象消失。

在活动肘关节时，还要注意有无撞击的发生。常见以下两种类型的撞击：伸肘时尺骨鹰嘴和肱骨后方的撞击，以及屈肘时冠状突或桡骨头与肱骨前方的撞击。撞击多由于骨赘或骨性突起造成，需要仔细检查并对骨面做相应的修整来消除，以免因无菌性松动而导致人工关节早期失败。

完成测试后取出试模，用洗必泰溶液冲洗肱骨、尺骨髓腔，干燥髓腔，准备安装假体。

假体骨水泥固定及装配

可在肱骨髓腔填入一部分取自滑车的骨松质块，起到骨水泥髓腔终止栓的作用。用骨水泥枪将含庆大霉素的高黏度骨水泥注入两侧髓腔，插入肱骨和尺骨假体。人工肘关节假体部件间有多种连接方式，大体上可分为"经后方连接"和"经侧方连

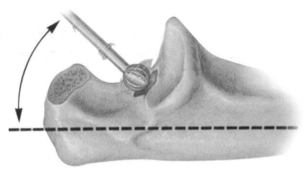

图 8.8　示意图显示了理想的开髓位置以及磨钻进入的角度（上图经 Zimmer 授权使用）。

接"两种。使用经后方连接型 TER 假体时，可先完成两侧部件的骨水泥固定，再行装配连接，必要时（如需清除溢出的骨水泥）也可以方便地将连接装置拆开。侧方连接型假体的装配过程较为复杂，我们建议去除肱骨内外侧柱远端的部分骨质，为连接操作预留足够的空间，这样就可以像后方连接假体一样，在完成两侧部件的骨水泥固定后再行连接，必要时可再次拆开连接装置，检查去除残余的骨水泥碎屑后，完成最终的装配。

有些术者选择保留完整的肱骨内外侧髁，并将连接装置隐藏于内外侧髁之间，这就需要在假体完全插入髓腔前，完成两侧部件的连接装配（图 8.9）。在我们看来，这种方法的操作过程更为困难，可能会对假体的准确安装固定造成影响。

放置植骨块

Coonrad–Morrey 全肘关节置换系统的肱骨假体前方设计了翼状凸起，目的是增加其旋转稳定性。安装假体时，需要在假体翼和肱骨前缘之间垫入植骨块，以利于应力更好地传导至肱骨远端（自肱骨滑车取植骨块的方法已在前文详细介绍）。可以在肱骨假体完全打入髓腔前，将骨块植入假体翼与肱骨皮质之间（图 8.10）。

伸肘装置重建

如果采用的是翻转肱三头肌的手术入路，在完成假体安装后，必须重新将肱三头肌腱牢固地缝合至尺骨鹰嘴，完成伸肘装置重建。可在尺骨鹰嘴部横行、斜行钻 1.5 mm 骨隧道，并以不可吸收缝线穿骨隧道完成肌腱缝合。最后，以可吸收线连续缝合纵行切开的肱三头肌。

术后处理

为减轻术后肿胀，可用夹板将肘关节固定于伸直位，同时抬高患肢 48 小时左右。去除石膏托后，允许患者逐步进行主动屈肘锻炼，但仅允许同时行重力作用下的被动伸肘活动。拍摄肘关节正、侧位片确认假体位置是否良好（图 8.11）。为了保证肱

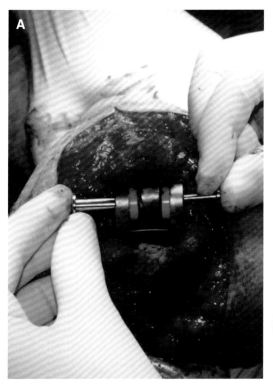
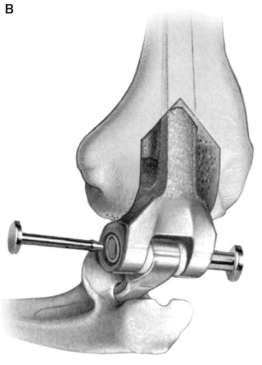

图 8.9　A. 当内外上髁被截除时，安装侧方连接装置非常容易。B. 保留内外上髁时的操作方法：尺骨侧假体可先完全安装到位，肱骨侧假体则先部分插入髓腔，待安装连接装置后再将其打入至预定位置（上图经 Zimmer 授权使用）。

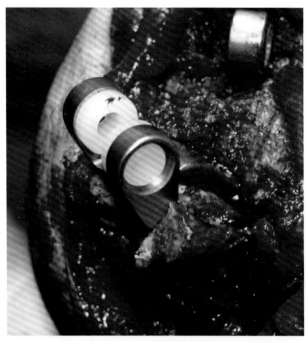

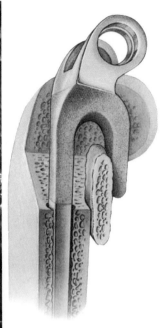

图 8.10 在肱骨假体完全打入髓腔前，将骨块植入假体翼与肱骨皮质之间（上图经 Zimmer 授权使用）。

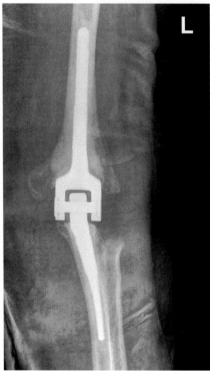

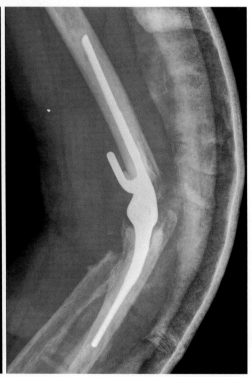

图 8.11 TER 术后前后位、侧位 X 线片，片中所见的石膏托在术后 48 小时左右移除。

三头肌能够完全修复，患者需要在物理治疗师的指导下，通过 6 周左右的锻炼，循序渐进地完成全范围主动屈伸运动。如无特殊情况，患者可按常规进行随访，一般建议术后 6 周、6 个月进行门诊访视，此后每年一次门诊访视，并在术后 1 年、3 年、5 年、10 年随访时拍摄肘关节 X 线片。

全肘关节置换术治疗急性骨折

影像学准备

在对肱骨远端骨折的老年患者进行行术前评估、

选择手术方式时（内固定或 TER），正、侧位 X 线片是必备的影像学资料。不过，受伤后即刻拍摄的 X 线片往往质量不佳，需要重新拍摄，也可进一步行 CT 检查，以便更详尽地了解骨折形态。

麻醉和体位

与炎性关节病的 TER 相同。

手术入路

需要辨认的体表标志与炎性关节病 TER 时相同，但要注意，骨折及继发的关节周围肿胀可能会导致解剖结构移位。如前文所述，需要仔细辨认尺神经并进行减压。

在多数情况下，有经验的医生可以根据影像学资料在术前完成手术决策，术中根据既定方案选择入路。如果术前不能完全确定采取何种手术方式，我们建议在肱三头肌两侧行探查窗口，便于探查和了解关节破坏程度。如决定行内固定术，可进一步行尺骨鹰嘴截骨；如决定行 TER，则可采用保留肱三头肌的手术入路（图 8.12）。该入路无需将肱三头肌腱自尺骨鹰嘴附着处剥离，通过探查窗口取出骨折块，进行肱骨和尺骨的髓腔准备，最终完成假体安装。由于完整保留了肱三头肌腱的附着，术后早期即可行全范围的肘关节主动屈伸活动。当然，受制于狭窄的视野，选择该入路时，假体定位往往更为困难。

如果术前 X 线片或 CT 检查显示骨折线延伸至

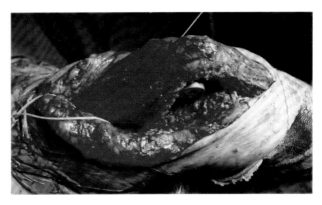

图 8.12 "肱三头肌居上"，Alonso-Llames 入路，使伸展装置获得保护（Samuel Antuña 授权）。

肱骨干，术中需要对骨干骨折部位进行捆绑固定，同时选择长柄假体，假体柄末端至少要超过骨折线两个髓腔直径以上的距离。

根据我们的经验，肱骨内外侧柱的骨折无需固定，而且肱骨内外侧柱骨折与否对 TER 的临床疗效没有影响（图 8.13）。对于伴有严重肱骨粉碎性骨折和远端骨缺损的患者，使用长假体翼的肱骨假体有助于更好地进行旋转定位。

全肘关节置换治疗创伤性
关节炎和骨不连

TER 用于治疗创伤性关节炎和肱骨远端骨不

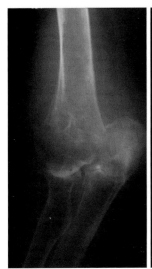
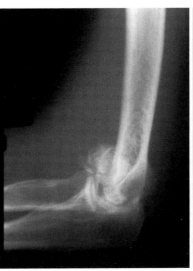
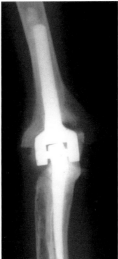
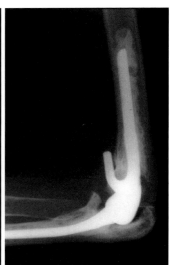

图 8.13 83 岁的老年女性，肱骨远端粉碎性骨折，同时伴有严重的骨质疏松，采用全肘关节置换治疗（Samuel Antuña 版权所有）。

连时，采用的手术入路与治疗炎性关节病时基本相同。不过，由于这些患者术前常有屈、伸活动同时受限，术中往往需要进行更大范围的软组织松解，包括前关节囊的松解。此外，对于那些关节活动严重受限的患者，有必要在术中同时行尺神经前置。

疗　效

表 8.1 中列出了不同原发病时，全肘关节置换术的治疗结果。

表 8.1　全肘关节置换术应用于不同原发疾病时的疗效

作者和年份	病例数	结果
炎性关节病		
Qureshi 等（2010）[3]	22 例 Kudo 假体	最短随访时间 10 年 平均 MEP 评分 82 分 Kaplan–Meier 生存率 12 年时 74 %
Gill 等（1998）[4]	78 例 Coonrad–Morrey 假体	92.4 % 的假体生存率 97 % 的病例没有或仅有轻度疼痛
骨折		
Cobb 等（1997）[1]	20 例 Coonrad–Morrey 假体	MEP 评分 15 例优，5 例良
Ali 等（2010）[5]	26 例 Coonrad–Morrey 假体	平均随访 5 年，平均 MEP 评分 92 分
骨不连		
Cil 等（2008）[6]	92 例铰链式假体	82 % 随访 5 年，65 % 随访 15 年 74 % 的病例末次随访时无痛或轻度疼痛
Espiga 等（2011）[7]	6 例铰链式假体	随访 40 个月时有 100 % 的满意率 1 例有中度疼痛

展　望

我们的经验和文献报道都证实，炎性关节病是 TER 的最佳适应证[3,4]。文献报道也显示，应用于炎性关节病时，各种类型的假体都能获得良好的疗效[8]。

合理应用手术技术、将假体放置于接近解剖轴的位置，是取得手术成功的关键。我们已在上文中介绍了有关的手术操作，包括适度的软组织松解、安装试模后发现和消除活塞样运动等关键技术。

撞击是导致假体早期无菌性松动的重要原因，因此，在安装试模及骨水泥固定假体后，都要仔细观察有无撞击的存在，必要时行骨床修整，去除撞击因素。

我们发现，与炎性关节病相比，其他疾病的 TER 术后满意率较低。我们对一组原发病为创伤的病例进行了最短为 10 年的随访，其翻修率为 10.5%。此外，我们发现性别也是影响 TER 疗效的因素，统计分析显示，男性患者较女性患者有更高的松动率。

TER 在年轻、活跃的创伤性疾病患者中疗效不佳，这些患者往往对关节功能有较高的期望值，常常试图通过积极的功能锻炼将肘关节功能恢复至发病前状态，这种做法容易导致假体早期无菌性松动的发生。鉴于 TER 翻修手术的复杂性，在制定手术方案时，必须将未来是否可能行翻修手术作为考量因素之一。只有严格把握 TER 手术指征、合理应用手术技术，才能让患者获得良好的关节功能及满意的远期疗效。

参·考·文·献

1. Cobb TK, Morrey BF. Total elbow arthroplasty as primary treatment for distal humeral fractures in elderly patients. J Bone Joint Surg Am. 1997;79 (6):826–32.

2. Shahane SA, Stanley D. A posterior approach to the elbow joint. J Bone Joint Surg Br. 1999;81B: 1020–2.

3. Qureshi F, Draviaraj KP, Stanley D. The Kudo 5 total elbow replacement in the treatment of the rheumatoid elbow: results at a minimum of ten years. J Bone Joint Surg Br. 2010;92B:1416–21.

4. Gill DR, Morrey BF. The Coonrad-Morrey total elbow arthroplasty in patients who have rheumatoid arthritis. A ten to fifteen-year follow-up study. J Bone Joint Surg Br. 1998;80A:1327–35.

5. Ali A, Shahane S, Stanley D. Total elbow arthroplasty for distal humeral fractures: indications, surgical approach, technical tips, and outcome. J Shoulder Elbow Surg. 2010;19:53–8.

6. Cil A, Veillette CJ, Sanchez-Sotelo J, Morrey BF. Linked elbow replacement: a salvage procedure for distal humeral nonunion. J Bone Joint Surg Am. 2008;90A:1939–50.

7. Espiga X, Antuña SA, Ferreres A. Linked total elbow arthroplasty as treatment of distal humerus nonunions in patients older than 70 years. Acta Orthop Belg. 2011;77:304–10.

8. Little CP, Graham AJ, Karatzas G, Woods DA, Carr AJ. Outcome of total elbow arthroplasty for rheumatoid arthritis: comparative study of three implants. J Bone Joint Surg Am. 2005;87:2439–48.

9

急慢性肱二头肌远端肌腱撕裂重建技术

Pierre Mansat, Nicolas Bonnevialle, and Stéphanie Delclaux

本章提要

肱二头肌远端肌腱撕裂常见于男性体力劳动者，急性撕裂时常需要通过手术将其重新固定于桡骨粗隆，若不处理可能引起旋后无力和肌肉痉挛。不同重建技术间的差异主要在于肌腱固定方法及手术入路，各种重建技术一般都能获得良好的疗效，但相关并发症的类型和发生率有所不同。慢性撕裂则很少需要手术，手术时常需要肌腱移植物来完成重建，操作往往较急性撕裂时更为复杂，并发症也更多，即便如此，患者仍可从手术获益。

关键词

肱二头肌腱；Endobutton；肌腱；同种异体移植物；桡骨粗隆；肱二头肌远端肌腱撕裂

适应证

肱二头肌远端肌腱撕裂常由肌肉异常猛烈收缩所致，肌腹在肌腱断裂后向近端回缩，出现上臂前方隆起畸形。患者常主诉屈肘及旋后无力，体检时肘窝内不能触及肱二头肌远端肌腱，通常无需行 B 超或 MRI 检查即可诊断肱二头肌远端肌腱撕裂，但上述检查有助于提高部分撕裂的诊断率。

鉴于肱二头肌远端肌腱完全撕裂可使患者丧失 20% 的屈肘肌力和 40% 的旋后肌力，因此，保守治疗仅适用于那些对功能要求不高且撕裂位于非优势侧手臂的患者 [6]。

急性肱二头肌远端肌腱撕裂时，有多种手术方式可将其解剖修复到桡骨粗隆附着处 [2,10,12,16]，也可选择将其固定在肱肌上（图 9.1）。

对于慢性肱二头肌远端肌腱撕裂的定义尚存争议，有些学者认为病程超过 8 周即为慢性撕裂，并认为此时应使用肌腱移植物修复 [8]。但事实上，一旦病程超过 3 周，患者的手术并发症就会显著增加 [9]。对于慢性撕裂还是要强调个体化治疗，如果患者的职业、工作对前臂旋后肌力的要求不高，可选择简单地将肌腱固定于肱肌上。这种术式的优点是能够提高屈肘肌力，且并发症少（尽管很少有文献提到）。如果患者对屈肘及旋后肌力都有较高的要求，则需要考虑行肌腱重建手术。

急性肱二头肌远端肌腱撕裂

单切口术式

体位和止血带

患者取仰卧位，上臂放置止血带，对止血带远端肢体进行消毒、铺巾，并将其放于手术桌上。

麻醉

神经阻滞麻醉或全麻。

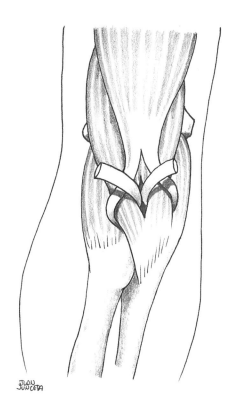

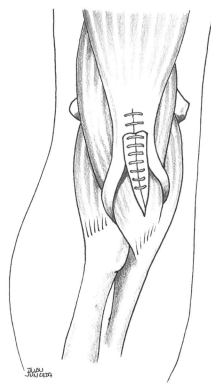

图 9.1 肱二头肌腱固定于肱肌。

手术入路

横行切口或 S 形切口 [5]（图 9.2）。

采用此入路时，注意前臂外侧皮神经从肱二头肌和肱肌外侧进入肘前区，有被损伤的风险，此区域有多条静脉通过，必要时可进行结扎。还要注意，此时桡神经也仅在操作范围的几厘米之内。在肘关节内侧部分有重要的血管神经通过，包括正中神经、肱动脉，后者可在肱二头肌腱内侧触摸到。

肱二头肌腱残端可向近端回缩，如果肱二头肌腱腱膜撕裂，肌腱可能回缩到上臂，但大多数情况下可通过一个小切口，用手指在近端将其钩出（图 9.4）。

在肘窝位置逐层分离，旋转前臂触摸并显露桡骨粗隆，清理粗隆周围肌腱残端及纤维组织，为肌腱再植入做准备。

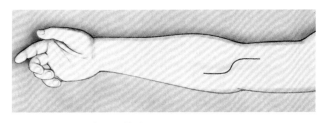

图 9.2 单切口技术：前路。

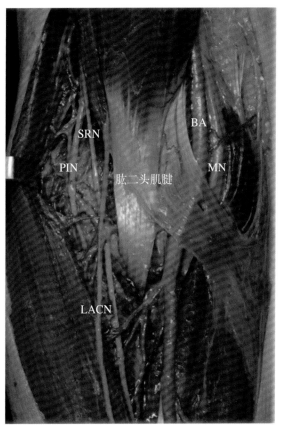

图 9.3 前路手术解剖：BA，肱动脉；MN，正中神经；SRN，桡神经浅支；PIN，骨间背神经；LACN，前臂外侧皮神经（Dr. Jose Ballesteros 版权所有）。

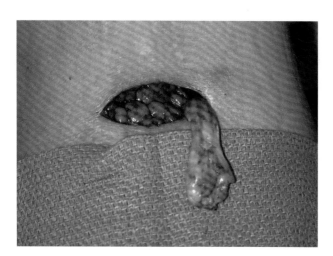

图 9.4 通过小切口探查肱二头肌腱残端。

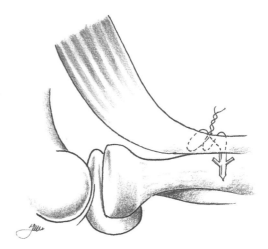

图 9.5 锚钉将肱二头肌腱固定于桡骨粗隆（Juan Junceda 版权所有）。

肱二头肌腱固定术

有很多技术可用于腱骨固定，通过前方切口，直接腱骨缝合及带线锚钉、Endobutton 等固定装置都可以提供坚强、可靠地固定[11]。

使用带线锚钉时，先将锚钉固定于桡骨粗隆，牵出向近端回缩的肌腱后，用锚钉缝线将其固定于桡骨粗隆（图 9.5）。使用带线锚钉固定时，可先根据肱二头肌腱残端直径在桡骨粗隆上开槽，在骨槽的远、近端各放置一枚锚钉，在距肌腱末端 1 cm 处穿入缝线，抽紧缝线打结，使肌腱残端进入骨槽。也可不钻孔，将肌腱残端直接固定于桡骨粗隆上。

如果用可吸收螺钉进行重建，先在桡骨粗隆处钻孔，大小为肌腱残端和螺钉直径之和，将肌腱置入骨孔中，用可吸收界面螺钉挤压固定。

采用上述两种技术时，术中都要注意将骨屑冲洗干净，并避免干扰尺骨骨膜，以减少异位骨化发生[1,3]。

采用 EndoButton 技术时，行肘窝前方纵行切口，将二头肌腱残端牵出后，用不可吸收缝线按 Bunnell 缝合法编织，尾线从钢板中间两孔中穿过，两边的孔暂空置，注意在肌腱远端与 EndoButton 之间预留 2 mm 缝线长度，以便于 EndoButton 翻转（图 9.6）。

将前臂伸直并极度旋后，显露桡骨粗隆，在桡骨粗隆内侧开一个长椭圆形的骨窗（约 6 mm×12 mm），以解剖重建二头肌腱止点。在窗口内钻一个 4.5 mm 的孔，EndoButton 将通过此孔穿至对侧皮质，用两根缝线分别穿过 EndoButton 两侧边孔，一根作为牵引线，另一根作为翻转线。可用一根直针将牵引线和翻转线穿过桡骨粗隆处的骨隧道，针向后方直行穿出，以免损伤骨间背神经，通过该方法将肌腱末端拉入桡骨粗隆。有尸体前臂横截面解剖研究显示，进针倾斜角 0~30° 是安全范围，超过 45° 有损伤骨间背神经可能。用导引线将 EndoButton 牵引通过桡骨隧道，然后牵拉翻转线将钢板翻转固定在对侧骨面注意在某些情况下，EndoButton 仅通过桡骨掌侧皮质时也可有锁定感，故术中应常规 C 臂机透视确定 EndoButton 位置（图 9.7）。

双切口修补

体位和止血带

患者取仰卧位，上臂放置止血带，并将其放于上肢手术桌上，在肘窝肘横纹远端做一个长约 3~4 cm 横切口。

桡骨粗隆切口及入路

逐层分离，注意识别和保护前臂外侧皮神经，其位于二头肌腱外侧（图 9.8）。

肱二头肌腱常向近端回缩，术者通过切口用手指钝性分离可探到二头肌腱的残端，肌腱末端通常呈肥厚的球状，进行清创及肌腱残端新鲜化，并修整肌腱末端。用 5 号不可吸收缝线按 krackow 缝合法编织缝合肌腱远端，缝线最终从肌腱远端中央穿出（图 9.9）。

肌腱准备好后，进行桡骨粗隆肌腱固定区的

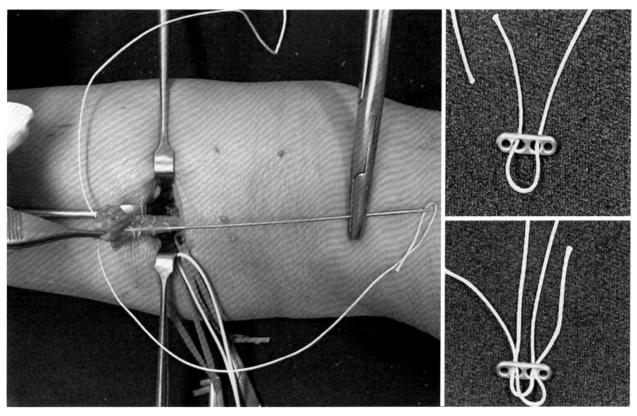

图 9.6　Endobutton 技术。肌腱编织后的缝线穿过 Endobutton 中间两孔。

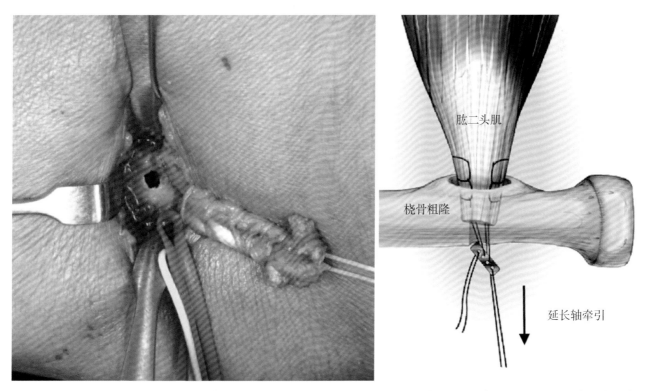

肱二头肌

桡骨粗隆

延长轴牵引

图 9.7　在桡骨粗隆上钻一个椭圆形孔穿过对侧皮质，Endobutton 要能从孔中穿过，穿过后牵拉 Endobutton 两边孔的翻转线将其翻转（Dr. Jose Ballesteros 版权所有）。

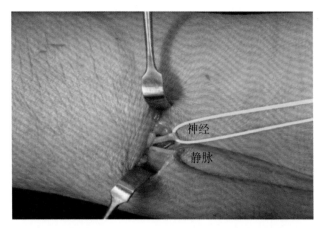

图9.8 前路手术中，术者必须尽量保护好位于切口外侧的前臂外侧皮神经及静脉（Dr. Jose Ballesteros 版权所有）。

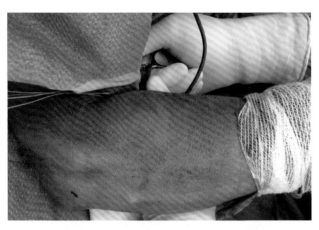

图9.10 血管钳连带缝线从前入路桡骨粗隆内侧穿入，前臂近端后外侧穿出，注意血管钳仅接触桡骨，不要干扰到尺骨。

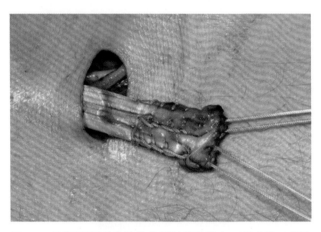

图9.9 两根不可吸收缝线将肌腱锁边缝合，形成的四根缝线从肌腱残端穿出。

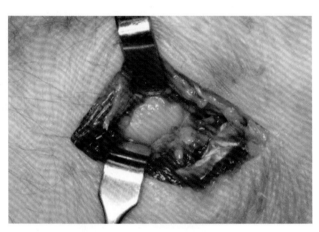

图9.11 劈开伸肌及旋后肌显露桡骨粗隆。

准备，通过旋转前臂，触摸桡骨粗隆，用血管钳通过桡骨内侧缘穿到前臂背侧并顶起皮肤（图9.10）。注意血管钳要紧贴桡骨操作，不能干扰尺骨，以免形成尺桡骨间异位骨化。

辅助外侧入路

在血管钳顶起部位做纵行切口，逐层向下分离，劈开指总伸肌及旋后肌，直至桡骨粗隆（图9.11）。前臂旋前，显露桡骨粗隆，清理附着的软组织及肌腱残留物，用高速磨钻打磨出一个宽1.5 cm，深1 cm的骨槽，将前臂稍微旋后，露出骨槽的桡侧边缘，在距离骨槽桡侧缘至少5 mm处打3个2.7 mm的孔，孔与骨槽相通，孔间距为7~8 mm，注意孔与孔之间要有足够的骨量（图9.12）。

肱二头肌肌腱固定

用血管钳将肌腱上的缝线尾端穿过尺桡骨间

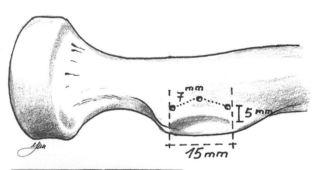

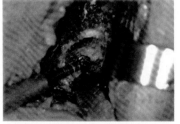

图9.12 用高速磨钻在桡骨粗隆上开槽，骨槽上方钻3个小洞。

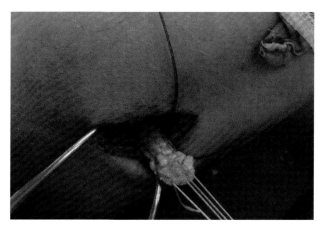

图 9.13 用血管钳牵引肱二头肌腱残端缝线进入后外侧切口，并将肌腱牵出。

隙，送至后外侧切口，通过牵拉缝线，进一步将肌腱牵出，此过程中注意不要显露尺骨（图 9.13）。

将前臂稍微旋后，将肌腱尾端的缝线穿过骨孔，将 4 根缝线中的 2 根穿过中间孔，另外 2 根分别自内侧孔和外侧孔穿出（图 9.14A）。将缝线拉紧，轻轻旋转前臂使二头肌腱进入骨槽。最后，在前臂旋前位将缝线打结，轻轻屈伸及旋转肘关节检查固定是否牢靠（图 9.14B）。

术毕，逐层缝合，皮内连续缝合关闭皮肤切口。

术后康复流程

术后用石膏或支具制动 2 周，开始活动的前四周用可调节式铰链支具保护，限制最后 30° 的伸直活动，屈肘 90° 位被动旋转前臂开始旋转功能锻炼，允许患者进行除提物以外的患肢日常活动。使用该康复方案，通常在术后 8 周左右能恢复患肘的全范围屈伸及旋转活动。

急性肱二头肌远端肌腱撕裂的修复结果

有多项研究评估比较了不同修复技术的生物力学性能。Mazzocca 及其团队[11] 在 2007 年比较了骨隧道、带线锚钉、生物固定螺钉、EndoButton 4 种修复技术的抗拔出力情况，发现带线锚钉抗拔出力最弱，为 232 N；EndoButton 最强，为 440 N。Chavan 及其团队[4] 在 2008 年对不同修复技术的抗拔出力及并发症进行了相关文献的系统综述，提示 EndoButton 技术抗拔出力最强，双切口技术在前臂旋转功能恢复上要逊于单切口技术，挤压螺钉技术的主要失败原因为肌腱拔出或桡骨粗隆骨折，而其他技术的主要失败原因则为肌腱在缝线处的撕脱。

在进一步的 meta 分析中，Chavan 等[4] 评价了不同修复技术的临床结果，文章纳入了 9 个采用双切口技术的研究（89 肘），11 个采用单切口技术的研究（143 肘），结果与我们的研究基本一致，双切口技术有 60 例对结果满意，满意率为 69%，27 例对结果不满意，占 31%；单切口技术有 135 例对结果满意，满意率为 94%，8 例对结果不满意，占 6%，双切口技术不满意率明显更高（P<0.01），双切口术后不满意的 OR 值为 7.6（95% 可信区间：3.2~17.7），不满意的主要原因是前部旋转角度的下降（11 肘，12%）及旋转力量的下降（18 肘，19%）。

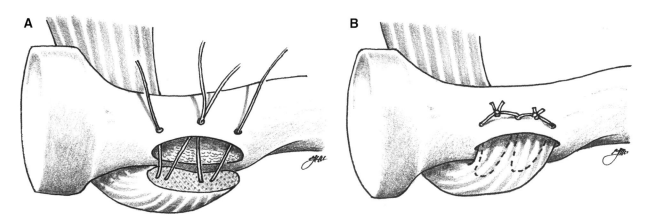

图 9.14 将缝线穿过骨槽上的 3 个孔。A. 缝线将肌腱残端拉入骨槽。B. 缝线拉紧打结。

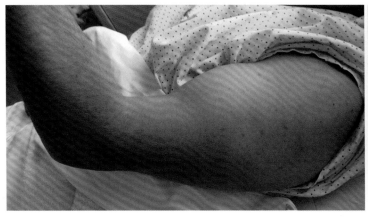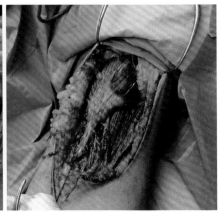

图 9.15 慢性肱二头肌腱撕裂患者。由于肌腱短缩，很难将其直接缝合于桡骨粗隆。

慢性肱二头肌远端肌腱撕裂

在慢性撕裂的病例中，常常需要使用移植物来恢复肌腱长度（图 9.15），可用的移植物包括自体腘绳肌腱[7,14,18]（半腱肌）、阔筋膜、掌长肌腱、桡侧腕屈肌腱及异体跟腱[15]。

自体跟腱移植已在梅奥医院使用[17]。术中将跟骨骨块修整后植入桡骨粗隆的骨槽中，然后肘关节屈曲 45°~60°，用跟腱筋膜包绕肱二头肌，将两者进行缝合。

体位和止血带

患者取仰卧位，上臂放置止血带，消毒、铺巾，放于上肢手术桌上。

麻醉

神经阻滞或全麻。

切口

第一个切口在肘窝，先在肘窝做横切口，然后沿切口外侧，采用 Henry 入路向上臂近端延长切口。注意保护前臂外侧皮神经，向近端逐层显露，直到找到肱二头肌腱残端。

桡骨粗隆切口及入路

显露桡骨粗隆时需要结合运用钝性和锐性分离技术。触及桡骨粗隆后，用长弯头血管钳探查、通过肱二头肌腱原走行通道，但在慢性撕裂病例中，常因通道结构粘连不清而需行更广泛的切开显露

（图 9.16）。找到通道后，将血管钳沿其走行方向插入，跨过桡骨粗隆，通过尺桡骨间隙穿至前臂背侧，用尖部顶起皮肤。

外侧辅助入路

在血管钳尖部行纵行切口，将前臂极度旋前，劈开伸肌显露桡骨粗隆，不要显露尺骨，以减少异位骨化的发生。用高速磨钻在桡骨粗隆打磨一个

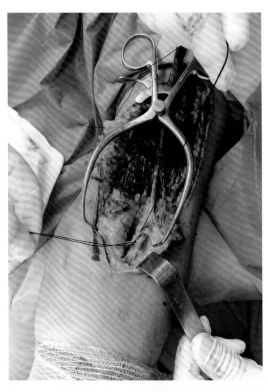

图 9.16 通常要对肱二头肌腱袖套进行广泛分离才能找出原有通往桡骨粗隆的通道，在此过程中要牵开或结扎桡动脉以避免不必要的出血（Samuel Antuña 版权所有）。

宽 1.5 cm、深 1 cm 的骨槽，然后在距骨槽桡侧缘 4~5 mm 的位置打 3 个孔，孔间距离为 7~8 mm。

移植肌腱的准备及固定

下一步操作是异体跟腱准备，修整跟腱骨块，骨块大小以刚好能放入桡骨粗隆处骨槽为宜（图 9.17）。也可切除骨块，将跟腱直接缝合在桡骨粗隆上。用两根 5 号不可吸收缝线将跟腱进行 Bunnell 编织，缝线尾端穿出肌腱末端和骨块。用缝线牵引跟腱通过肘窝到前臂背侧，缝线穿过桡骨粗隆边缘的 3 个骨孔，打结，将肌腱固定于骨槽内（图 9.18）。然后回到前方入路继续进行重建。

肱二头肌与移植物缝合

肱二头肌有伸缩性，可用钳子抓住肌腱远端将其牵出。屈肘 40°~60°，取前臂极度旋后位，将移植肌腱向近端牵引，肱二头肌向远端牵引，两者汇聚后用一根 5 号不可吸收缝线进行初步缝合，然后将移植跟腱近端包绕肱二头肌及肌腱残端，用不可吸收线连续缝合或连续锁边缝合，最后间断缝合边缘加强（图 9.19）。

跟腱的剩余部分用于填充肌肉与肌腱残端之间的缺损。用 5 号不可吸收缝线，采用 Krackow 缝合法将移植肌腱剩余部分与肱二头肌腱残端进行加强缝合，将肱二头肌远端部分牵出后，最后用 1 号缝线对重建部分进行加强。

伤口关闭

术毕，放置引流管，逐层缝合切口，加压包扎，用支具将肘关节固定于屈曲 90° 位，前臂轻度旋后。

其他移植物

异体半腱肌腱

将半腱肌腱迂回穿入肱二头肌腱残端及腱腹交界处 3~4 次，尽可能直地从远端穿出。在近端，将半腱肌腱展开为腱膜，包绕肱二头肌腱残端后进行缝合，以使肌肉和肌腱移植物连接处尽量平滑。移植物远端通过牵引线或血管钳穿过原肱二头肌腱通道到达桡骨粗隆。伸直肘关节，将移植物拉紧，标记需要的长度，去除多余的部分。用 2 根 5 号缝线

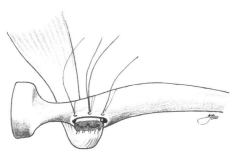

图 9.17　将自体跟腱上的跟骨骨块拉入桡骨粗隆上的骨槽中固定（Juan Junceda 版权所有）。

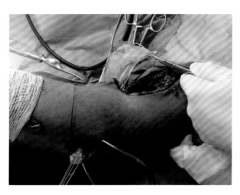

图 9.18　如果移植跟腱远端不带骨块，采用双切口同样的方法将肌腱牵出并固定于桡骨粗隆（Samuel Antuña 版权所有）。

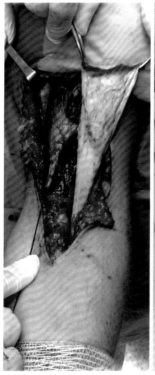
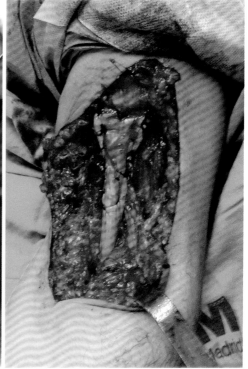

图 9.19　在肘关节伸直 50°~70° 位将移植跟腱的近端与肱二头肌缝合（Samuel Antuña 版权所有）。

对肌腱远端进行 Bunnell 编织，然后采用双切口技术中介绍的方法，将肌腱缝合固定于桡骨粗隆的骨槽中（图 9.20）。

腱膜移植

将完整的肱二头肌腱膜从内侧远端止点处切断，保持其与肱二头肌及肌腱残端的连续性，一并取出，用 2 根 2 号缝线按 Krackow 缝合法将肌腱 / 腱膜束末端编织加强，通过缝线将肌腱拉入桡骨粗隆处的骨槽，缝线通过预先留置的骨孔打结固定。

术后康复

前臂用支具固定 2 周，两周后肘关节在支具保护下可进行轻柔的被动活动，或重力作用下的活动，伸直以术中所见移植物适度紧张的位置为度。支具固定到术后 6 周，术后 3 个月内避免提超过 2~3 kg 的重物，术后 3~6 月内逐渐增加重量，术后 6 个月可恢复正常活动。

延期修复结果

与急性撕裂修复相比，延期修复往往预后不佳，且并发症更为常见。Kelly 等 [9] 发现，与急诊手术相比，损伤 3 周后手术，其并发症将增加 17%。更为严重的是，拖延时间越长，肱二头肌腱鞘管的纤维粘连越严重，从而需要更广泛的显露。不仅如

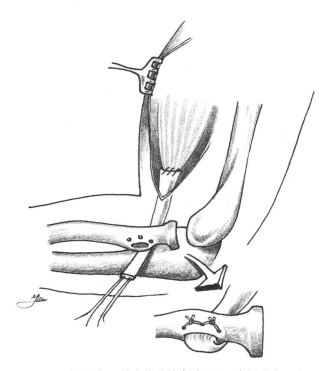

图 9.20 采用双切口技术将移植半腱肌迂回穿插缝合于肱二头肌近端，远端穿出编织缝合后固定于桡骨粗隆。

此，肱二头肌腱的回缩也往往更为明显，常伴有粘连、退变等改变；但是，如果肱二头肌腱膜仍保持完整，肱二头肌腱回缩的程度一般不会太严重。

Sanchez–Sotelo 等 [17] 报道了 4 例采用异体跟腱修复慢性撕裂的病例，平均随访 2.8 年，所有患者均获得了满意的活动度，2 例病例的屈肘和旋后肌力与健侧相同，其余 2 例则较健侧稍弱，随访过程中，所有病例均无并发症发生。

Hallam 和 Bain[7] 报道了 9 例采用自体半腱肌腱和 EndoButton 解剖修复慢性肱二头肌腱远端撕裂的临床结果，所有患者都对疗效满意并恢复工作，平均疼痛评分为 0.5 分，术后活动范围为 3°~147°，旋后 75°，旋前 62°，平均 Mayo 肘关节评分为 96.3 分（85~100 分）。

Wiley 等 [18] 报道了采用自体半腱肌腱的延期重建术与保守治疗的疗效比较，显示延期重建组有更好的结果。重建组采用双切口技术，屈曲及旋后力量可恢复至正常，保守治疗组肌力降低 20%，两组的抗疲劳耐力相当，手术组没有发生桡神经损伤、异位骨化、肌腱再断裂等并发症。

并发症

肱二头肌远端肌腱撕裂重建术并发症方面的英文文献，仅有一篇来自梅奥医院的报道 [9]。研究纳入了 74 例患者，使用梅奥医院改良的 Boyd–Anderson 技术，根据手术时间分为急性期撕裂组（<10 天）、亚急性撕裂组（10~21 天）、慢性撕裂组（>21 天），研究显示术后并发症的发生率与手术的延迟时间密切相关，急性期处理组并发症的发生率为 24%，亚急性期组为 38%，慢性期组为 41%。急性期组中，86% 的患者术中可见清晰的肱二头肌腱鞘管，而亚急性期仅有 53% 的患者可见。

Chavan 等 [4] 对 71 篇手术并发症方面的文献进行了综述，其中 11 篇采用双切口，13 篇采用单切口。采用双切口的 142 例肘关节中有 23 例出现并发症，发生率为 16%，但采用单切口的 165 例肘关节有 29 例发生并发症，发生率为 18%（P=0.88）。双切口最常见的并发症为前臂旋转肌力下降，约在 9% 的患者中发生，而单切口最常见的并发症则为神经损伤，发生率为 13%。统计两组中前臂旋转角

度减少30°以上的患者比例，双切口组显著高于单切口组 [13/142（9%）vs 2/157（1%）；P = 0.01]。异位骨化是导致前臂旋转受限的原因之一，双切口组中出现率为6%，单切口组则为3%，两组没有统计学差异（P = 0.45）。

文献中报道的并发症大多数较为轻微，如感觉异常[5]、骨间背神经的短暂麻痹[1]、持续疼痛[6]等。有4例病例发生异位骨化，但都没有形成骨连接。短暂的感觉异常，尤其是前臂外侧皮神经感觉异常相对较普遍，此神经近端走行于肱二头肌腱外侧缘的后方，因而较容易损伤，远端走行于头、正中静脉深层，容易被忽视而与静脉一起被结扎。在修补后的肌腱较紧张时，走行于肌腱后方的前臂外侧皮神经也容易被压迫，如果出现神经症状，需要更多的时间来逐步伸直肘关节。而当肱二头肌腱腱膜完整，肌腱张力较高时，则正中神经可能受压，此时要考虑行筋膜松解术。

肌腱固定到桡骨粗隆时偶尔会发生短暂的桡神经或骨间背神经麻痹，该并发症无论采用单切口还是双切口技术都有可能遇到，损伤机制可能与牵拉有关，桡神经走行于桡骨颈的外侧缘，在此处使用拉钩时，可能会牵拉或压迫到神经，而使用长拉钩可减少损伤的风险。肌腱的非解剖重建可能会造成正中神经、桡神经、前外侧皮神经永久性的术后麻痹，但大多数神经麻痹都是一过性的。

经前路的单切口修复有更好的疗效，但也存在皮肤及创口愈合方面的风险。近期的两个队列研究（共计24个病例）显示，前路修复有很好的疗效，但同时也报道了1例肌皮神经损伤和2例一过性桡神经失用，上述并发症都与手术入路相关[8,16]。

正如前文所述[1,3]，异位骨化无论在单切口还是双切口病例都有可能发生，可会导致术后疼痛，但通常不会影响旋转功能。骨桥形成最常见于采用与Boyd-Anderson双切口技术的病例。近端尺桡骨骨连接形成与尺骨外侧骨膜显露相关，我们认为通过肌肉劈开操作可以避免或减少骨连接的发生。非甾体抗炎药物预防异位骨化的疗效尚不明确。

作者观点

我们建议尽量在肱二头肌腱撕裂的7~10天之内，对患者行急诊重建手术，无论采取何种手术方式，术者的经验都是手术疗效和术后并发症的决定性因素。如果术者擅长前入路，采用EndoButton固定可能更具优势，在本医疗中心，我们更习惯于采用Morrey双切口技术。如果撕裂已超过3周，就要对患者进行评估和个体化治疗。若患者的职业对旋后肌力的要求不高，可以简单地将肱二头肌腱残端缝合固定于肱肌；但如果患者对肌力有较高的要求，就需要对肌腱进行加强和解剖重建。

参·考·文·献

1. Agrawal V, Stinson M. Case report: heterotopic ossification after repair of distal biceps tendon rupture utilizing a single-incision endobutton technique. J Shoulder Elbow Surg. 2005;14:107–9.

2. Balabaud L, Ruiz C, Nonnenmacher J, Seynaeve P, Kehr P, Rapp E. Repair of distal biceps tendon ruptures using a suture anchor and an anterior approach. J Hand Surg (Eur). 2004;29B(2):178–82.

3. Bisson L, Moyer M, Lanighan K, Marzo J. Complications associated with repair of a distal biceps rupture using the modified 2-incision technique. J Shoulder Elbow Surg. 2008;17 Suppl 1:67S–71.

4. Chavan PR, Duquin TR, Bisson LJ. Repair of the ruptured distal biceps tendon: a systematic review. Am J Sports Med. 2008;36:1618–24.

5. Galatz LM, Mihir MJ, Yamaguchi K. Single anterior incision exposure for distal biceps tendon repair. Tech Shoulder Elbow Surg. 2002;3:63–7.

6. Geaney LE, Mazzocca AD. Distal biceps brachii tendon rupture: what do we do with these? Curr Orthop Pract. 2008;20:374–81.

7. Hallam P, Bain GI. Repair of chronic distal tendon ruptures using autologous hamstring graft and the endobutton. J Shoulder Elbow Surg. 2004;13:648–51.

8. Hamer MJ, Caputo AE. Operative treatment of chronic distal biceps tendon ruptures. Sports Med Arthrosc Rev. 2008;16:143–7.

9. Kelly EW, Morrey BF, O'Driscoll SW. Complications of repair of the distal biceps tendon with the modified two-incision technique. J Bone Joint Surg Am. 2000;82:1575–81.

10. Khan K, Penna S, Yin Q, Sinopidis C, Brownson P, Frostick S. Repair of distal biceps tendon ruptures using suture anchors through a single anterior incision. J Arthrosc Relat Surg. 2008;24(1):39–45.

11. Mazzocca AD, Burton KJ, RomeoAA SS, Adams DA, Arciero RA. Biomechanical evaluation of 4 techniques of distal biceps brachii tendon repair. Am J Sports Med. 2007;35:252–8.

12. Miyamoto RG, Elser F, Millett PJ. Current concepts review: distal

biceps tendon injuries. J Bone Joint Surg Am. 2010;92:2128–38.

13. Morrey BF. Distal biceps tendon rupture. In: Morrey BF, editor. Master techniques in orthopaedic surgery: the elbow. 2nd ed. Philadelphia: Lippincott Williams & Wilkins; 2002. p. 173–91.

14. Noble JS. Chronic distal biceps tendon ruptures: evaluation, treatment options and management using an autogenous semitendinosus technique. Techn Shoulder Elbow Surg. 2003;4:145–53.

15. Patterson RW, Sharma J, Lawton JN, Evans PJ. Distal biceps tendon reconstruction with tendon achilles allograft: a modification of the endobutton technique utilizing an ACL reconstruction system. J Hand Surg Am. 2009;34:545–52.

16. Peeters T, Ching-Soon NG, Jansen N, Sneyers C, Declercq G, Verstreken F. Functional outcome after repair of distal biceps tendon ruptures using the endobutton technique. J Shoulder Elbow Surg. 2009;18:283–7.

17. Sanchez-Sotelo J, Morrey BF, Adams RA, O'Driscoll SW. Ruptures of the distal biceps tendon with use of an Achilles tendon allograft. J Bone Joint Surg Am. 2002;84:999–1005.

18. Wiley WB, Noble JS, Dulaney TD, et al. Late reconstruction of chronic distal biceps tendon ruptures with a semitendinosus autograft technique. J Shoulder Elbow Surg. 2006;15:440–4.

10

肘关节镜手术：安全操作指南

Raúl Barco and Samuel Antuña

本章提要

对于大多数骨科医师来说，肘关节镜其实做的并不多。即使近年来肘关节的手术指征在不断扩大，但关节外科医师人均肘关节镜手术量并无明显增加。因此，要开展和发展这项技术就变得尤为困难。肘关节结构复杂，邻近的血管神经结构使关节镜入路的选择变得困难，同时也会增加神经并发症的风险。本章的目标是复习一下肘关节镜的基本操作原则，重点在于操作安全。

关 键 词

肘关节镜；布置；入路；并发症；神经血管；关节镜技术

介 绍

肘关节镜在诊断和治疗方面的价值已得到证明。与开放手术相比，肘关节镜的优势在于切口小、软组织损伤少、瘢痕小、术后疼痛少，并尽可能降低手术感染风险。

虽然近年来肘关节镜的手术指征在不断扩大，但对于许多医师来说依然十分陌生。2006 年肘关节镜占全美肘关节手术的 3.3%[1]，自那以后肘关节镜的手术量逐年缓慢上升[2]。鉴于关节外科医师人均肘关节镜手术量不高，因此，要开展和发展这项技术就变得尤为困难。在手术操作中，邻近的神经血管结构限制了我们的入路，这些限制也会影响我们术中的操作。目前，肘关节镜的工具和内植物尚不完备，尚无完美解决入路限制的办法。本章的目的是回顾肘关节镜的基本操作原则，重点在于安全操作。

适应证

肘关节的适应证包括单纯的关节镜下检查、游离体取出、关节成形术以及韧带重建术。一般来说，几乎所有的关节疾病都可单纯使用关节镜或切开辅以关节镜治疗。

Savoie 认为，肘关节镜的指征不仅应取决于手术本身，术者的经验同样重要[2]。Rapariz 医师（未发表的数据）把肘关节镜比作打高尔夫：手术的难度好比标准杆数，而我们的经验则是额外获得的让杆数，在进行复杂手术前，我们必须清楚自己被让了"多少杆"。

在患者身上首次开展肘关节镜手术之前，一个聪明的外科医师应该在尸体上做几次练习。新人所做的第一台肘关节镜手术应为肘关节镜下检查。如果术者有其他关节镜的手术经验，那我们推荐可以从游离体取出、小骨赘清除术、滑膜皱襞切除以及感染关节清理开始。

随着我们经验的增加，我们可以通过关节镜治疗网球肘、剥脱性骨软骨炎（OCD）、鹰嘴滑囊、滑膜炎、骨关节炎以及一些无移位的肘关节骨折。难度较高的关节镜手术包括桡侧腕短伸肌修复、肱尺韧带重建、移位的关节内骨折、肱三头肌修复术以及尺神经松解。

一些实验性的手术包括后外侧不稳定同种异

体韧带重建、肘关节筋膜成形术、内侧副韧带修复术、桡管综合征及肱二头肌远端修复术。这些治疗缺乏循证医学依据支持，主要是没有足够良好设计的对照研究，但关节镜治疗似乎是有效的[3]。

一些病例报告提示了关节镜治疗一些肘关节急性损伤的可能性，包括移位的桡骨头骨折、冠突骨折和肱骨小头骨折、肱二头肌远端肌腱断裂、肱三头肌内侧撕脱以及肘关节副韧带复合体损伤[4,5]。

技　术

影像学检查

应根据疾病的类型来选择相应的影像学检查，一般来说，软组织疾病可行超声和 MRI 检查，而骨性畸形应行 X 线检查。对于那些有骨畸形的病例，建议行三维 CT 重建。我们的常规操作是，所有的患者至少需要一张肘关节正、侧位片，即便是那些只有单纯肘关节外侧疼痛的患者（网球肘）。当然，也有些学者对单纯肱骨外上髁炎是否有必要行 X 线检查表示质疑。

麻醉和体位

总的来说，我们倾向于在全麻下行肘关节镜手术，好处是我们在术后可以即刻检查有无神经血管损伤。如果担心术后疼痛，我们可以在完成神经血管检查后，再予以神经阻滞镇痛。

在我们的实际操作中，所有的患者都采取侧卧位，患肢置于专门的手架上（图 10.1）。在少数情况下需要用到仰卧位，通常是由于患者有合并伤而无法采取侧卧位。使用固定的体位是明智的选择，这可以使我们不断熟悉解剖，并增加术中操作的精准度和有效性。

手术室的布置与膝关节镜相似，主刀应站在肘关节前，显示器在患者的后方，助手和洗手护士分立肘关节两侧。

全程使用止血带，止血带时间越短越好。手架中上臂的位置需使肘关节在术中能充分屈伸，并且当我们的工具从肘关节近端前方进入关节时不受胸壁、手架和止血带的阻挡（图 10.2）。

我们要注意保护所有的骨性突起。腋下应放置一个凝胶垫或盐水袋以保护臂丛神经。头和气道需全程固定，并与躯干保持同一直线。

体表标记和切口

当我们进行肘关节镜检查时，我们总是在体表画一些解剖标记，这样做方便我们做入路并会时时提醒我们尺神经的位置。我们通常会标出尺骨鹰嘴、肱三头肌、尺神经、内外侧髁以及桡骨头（图 10.3）。

入路的位置和数量需根据手术情况而定，但通常即便是最简单的手术也最少需要三个切口，

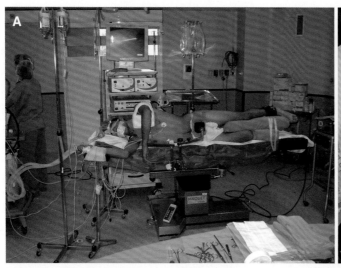
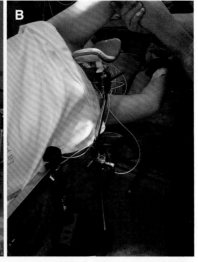

图 10.1　患者体位为侧卧位。手术室最佳布置为显示器正对主刀医师（A）。使用手架可使手术更为便捷（B）。

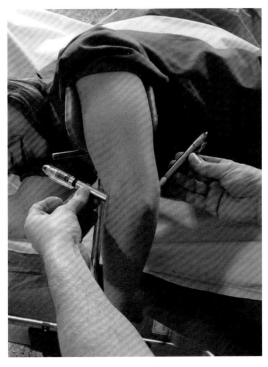

图 10.2 专用手架可使体位摆放更便捷，同时减少体位对手术操作的影响。在手架上固定上臂位置时，需观察肘关节是否能充分屈伸，当我们的工具从肘关节近端前方进入关节时，应不受胸壁、手架和止血带的阻挡。

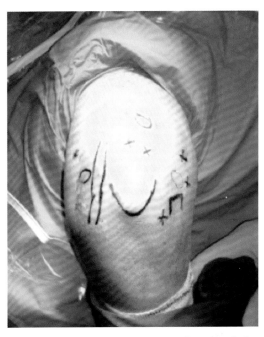

图 10.3 体表解剖标志可以帮助进行神经定位，从而提高手术操作的安全性。尽量选择近端入路，尽管许多入路采取的是由外向内的技术，我们依然在体表标记出切口的大致位置。由于术中液体外渗会影响皮肤标志的准确性，因此许多医师选择不做标记，但我们认为最好在术前标识出尺神经的位置。

而在处理更为复杂的肘关节僵硬时最多可能需要八个入路。

在做切口前，我们常规通过软点或鹰嘴窝向关节腔内注射生理盐水，以扩张关节囊，便于关节镜套管安全进入关节腔。使用尖刀片来做皮肤切口，注意只切开皮肤，随后以小型直蚊钳钝性分离软组织，以减少浅表神经损伤。

入路的选择

入路可被分为前方入路和后方入路。前方入路用以处理前方病变，我们可以使用两个前内侧入路和两个前外侧入路。当建立内侧入路时，术者需要考虑尺神经、正中神经和前臂内侧皮神经（MABCN）损伤的风险。建立外侧入路时，防止桡神经和前臂外侧皮神经（LABCN）损伤。通常，入路越靠近端越安全[6-8]。此外，屈肘和扩张关节囊可使神经与骨之间的距离增加。

我们通常将近端前内侧入路作为手术的第一个入路，但选择从近端前外侧入路开始手术可能也同样安全。近端前内侧入路切口位于肱骨内侧髁上

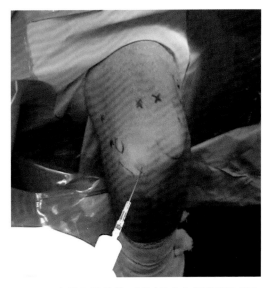

图 10.4 在进入关节前，通过软点向关节腔注射生理盐水，或通过肱三头肌向鹰嘴窝注射生理盐水。

2 cm，紧靠内侧肌间隔前方，这个切口相较于传统的前内侧切口距离正中神经和前臂内侧皮神经的距离更远。对于那些需要进一步探查内侧结构的病例，我们会选择在内侧初始入路的近端再加做一个入路。

近端切口能够很清楚地观察肱桡关节（图10.5）。

通过前内侧入路的镜头看向外侧可观察到桡骨头和前外侧关节囊。我们用针头定位，通过穿刺后建立前外侧入路（图10.6）。切口的确切位置根据我们实际病情，但它的大致位置在肱骨外上髁前方1~2 cm、远端1 cm的位置。同样的，可以在近端加做切口[9]。这里要强调的是，要避免将切口做到肱桡关节线的远端，这样会增加桡神经损伤的风险。通过前外侧入路，我们可以检查前内侧关节囊以及肱尺关节（图10.7）。

后方切口位置和数量可根据实际病情而定，最多可以用到4个切口，对于大多数手术只需要用到2~3个。后正中切口位于尺骨鹰嘴尖近端3 cm处，后外侧切口位于尺骨鹰嘴尖外侧2 cm。如果需要放置拉钩，我们可能会加一个近端切口。低位的后外侧切口可以帮助我们处理肱桡关节的后方，修补尺骨外侧副韧带以及处理肱尺关节后方。

软点的切口位于肘关节后外侧桡骨头和肱骨小头之间，鹰嘴外侧外上髁内侧。通过这个切口可以到达肱桡关节的后方。处理肱桡关节后外侧时，我们还可以在这个切口前方1 cm处加做一个辅助切口作为工作通道。

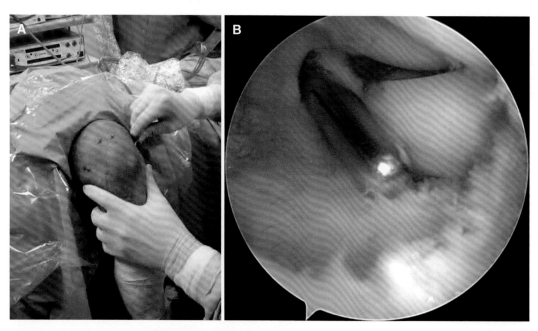

图10.5　初始前内侧入口的位置，镜头必须对准肱桡关节，镜头与肘关节间的倾斜角会使初学者觉得操作起来很别扭（A）。从前内侧入路观察到的肱桡关节（B）。

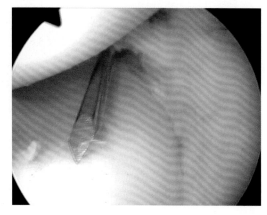

图10.6　通过由外向内技术来定位前外侧入口（镜头通过前内侧入口）。在术中，我们可以通过针头定位来调整切口位置。

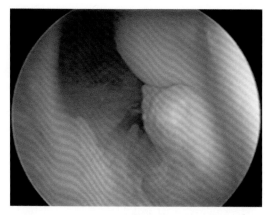

图10.7　通过前外侧入路观察肱尺关节。高位前外侧入路也能获得一个好的视野，还能省掉一个操作入口。

操作流程

肘关节镜的操作流程众多，时至今日我们依然很难说哪一种方法是最好的。然而，建立一套系统的操作常规尤为重要，因为这样可以将潜在的并发症发病率降至最低[10]。

将镜头置入近端前内侧入路后，我们开始行关节镜检查来评估肱桡关节、冠突外侧结构以及肱尺关节的前方。将镜头移向前方我们可以从上到下完整地检查前方关节囊，我们可以做一个前外侧入路，通过交换棒技术来转换镜头来检查关节内侧结构。如果需要进一步增加视野，我们选择加做一个近端前切口，而不是升高盐水架通过增加压力来使关节囊扩张。额外增加切口使术者能够完成更复杂的操作而不太增加并发症，是我们的首选[11]。

观察肘关节后方时，我们需要做后侧切口来进入关节腔。由于常会有大量滑囊组织阻挡视野，我们需要通过后外侧操作通道使用刨刀和射频刀进行清理，操作过程中有时需要交换工具和镜头的位置以获得更满意的显露。后方最重要的体表标志是尺骨鹰嘴，这是我们的指路明灯。

在开始任何肘关节镜手术之前，术者需熟悉关节内的解剖结构从而减少血管神经损伤的风险：桡神经自肘关节外侧从前关节囊近端外侧向肘关节中央走行，紧贴于肱桡关节前方[12]；桡神经走行于肱肌和肱桡肌之间时通常有脂肪包绕，但可与关节囊紧贴（图 10.8）；正中神经位于肱肌前方；在肘关节后方，尺神经位于尺神经沟内，紧邻内侧副韧带复合体。

处理尺神经

在进行肘关节镜手术时，有损伤尺神经的风险，尤其是在处理关节内侧结构时。尽管传统观点认为既往有尺神经手术史是肘关节镜的禁忌证，但现在的经验显示，对这部分患者可选择性地进行手术。

Sahajapal 等[13] 报道了他们采取近端前内侧入路治疗既往有尺神经转位或尺神经半脱位患者的结果，他们根据神经触诊的结果（清晰触诊 vs 模糊触诊 vs 未触及）来选择尺神经的保护方式（常规技术 vs 钝性分离 vs 尺神经微创定位技术），取决于通过这种标准化的方法，作者报道的超过 900 例肘关节镜手术中没有出现尺神经损伤。900 多例中只有 3 例没有采取近端前内侧入路，而是采取了外侧双切口。

我们则更倾向于选择另行小切口游离尺神经（图 10.9）。对于大多有肘关节挛缩的患者我们都会采用这一方法，该操作除了能游离保护尺神经外，还可允许术者同时进入后内侧关节囊对内侧副韧带（MCL）后束进行锐性松解。

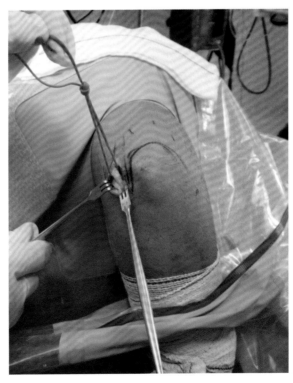

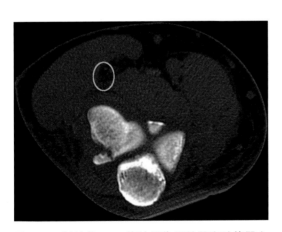

图 10.8 肘关节 CT。桡神经位于肱肌和肱桡肌之间（绿圈），正中神经位于肱肌前缘。术中必须牢记这些解剖关系。

图 10.9 另行一个切口完成尺神经减压。切口长度视术中情况而定，但减压范围通常需要减压至距肘管远近端各 4 cm 以上。通过该切口可行后内侧关节囊切开。

关节镜设备

肘关节镜的设备基本与膝关节镜相同，镜头为标准 4 mm 的 30° 镜头。在术中，我们通常会使用关节镜冲洗泵进行低压灌注，根据术者的习惯，也可选择液体重力灌注。关节镜的基本工具包括抓钳、篮钳、关节镜剪以及电动刨削器等（我们更常用到的是 3.4~5.5 mm 滑膜刨刀、软骨刨刀、磨头）。我们一般不用套管，既便于操作，又可使切口更小。

第一个报道使用关节腔内牵开器的是 S.W. O'Driscoll，使用的目的是为了减少并发症以及完成复杂操作。很多工具可以作为牵开器来使用，包括交换棒、钝头斯氏针、Howarth 拉钩或者 Freer 骨膜剥离器[11]。

游离体取出术

该手术可易、可难。术前进一步影像学检查来对游离体的大小位置进行评估是十分有必要的。然而，如果游离体真的是完全游离的，那么它的位置会发生改变。另外，术中我们可能会找到一些术前评估中没有发现的小的软骨游离体。游离体常会向内侧和后外侧隐窝移动，所以必须探查这些地方。前方的游离体通常最容易取出，因为它们的活动空间较小；而后方游离体会埋在滑囊中，需要行鹰嘴窝以及肱桡关节后方滑囊切除术才能看到并取出（图 10.10）[14]。

肱骨外上髁炎

肘关节镜治疗网球肘的适应证仍有争议，但如果怀疑有关节内受累，关节镜可能就是个不错的选择，特别是当有滑膜皱襞或是相关软骨损伤时。通过前内侧入路可以观察到外上髁前下方的关节囊缺损[15]。前外侧的关节囊缺损可以是轻微磨损也可是大片缺损，通过此处缺损可以观察到伸肌束。我们可以使用电烧头来清理前外侧关节囊以及桡侧腕短伸肌止点（ECRB）。有时，损伤会向近端延伸至桡侧腕长伸肌（ECRL），清除它对健康组织无害。然而，在向远端清理时需格外注意不要损伤尺骨外侧副韧带复合体（LUCL），有证据显示保持在桡骨头和肱骨小头中点线上方操作可有效保护 LCL。我们可以经常观察到皱襞撞击桡骨头前外侧关节面伴随着潜在软骨病变，所以术中需要将皱襞清除（图 10.11）。

剥脱性软骨炎（OCD）

OCD 的病变部位通常在肱骨小头，但有时也会累及关节的其他部位。根据病情的不同所需的操作也各不相同，但通常包括骨床的清理、微骨折技术、钻孔骨髓刺激技术以及游离体取出。在特定情况下，小的软骨块可以通过骨针或缝线修补。对于缺损较大的病例，可采取马赛克植骨术或同种异体软骨移植。更多的情况是患者就诊较晚，我们选择清理＋骨髓刺激技术（图 10.12）。

处理肘关节 OCD 的一个难点在于用标准入路观察损伤部位十分困难。因此，我们需要做一些特殊切口来改善视野。建立一个低位的后外侧入路，使用 70° 镜头从上方可以观察到肱桡关节后方。另一种入路是镜头从远端进入，平行于尺骨桡侧缘对

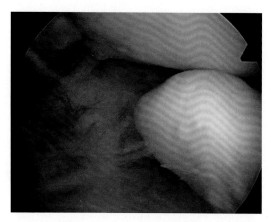

图 10.10　图中显示肘关节前方游离体。术前影像学检查可能帮助不大，游离体位置会发生变动，向隐窝处漂移并藏在其中（内侧、外侧以及后外侧）。

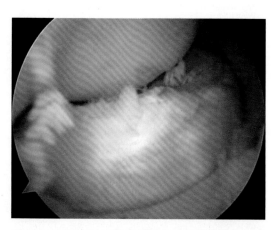

图 10.11　图中显示纤维皱襞卡在肱桡关节中，并与关节发生撞击。桡骨头软化症可能与此病相关。

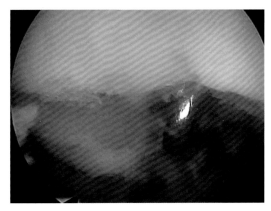

图 10.12　桡骨头剥脱性骨软骨炎的图像。软骨块无法修复，故选择清理术，并可使用骨髓刺激技术。

准肱桡关节的方向[16]。

原发性骨关节炎和创伤后肘关节僵硬

使用肘关节镜技术取出骨赘以及切开关节囊已被证明是可靠的，该手术能够消除骨性撞击以及关节囊挛缩引起的活动受限。对肘关节骨关节炎进行术前计划时，我们建议获取充分的影像学资料，如

三维 CT 重建，以精确定位骨赘的位置及其与神经的位置关系。

关节成形术的手术操作是有难度的，需要手术操作兼具灵巧与精准。前方关节囊切开的并发症风险更高，建议使用关节内牵开器来增加操作空间，尽量避免在使用电动装置的同时吸引，以减少神经血管损伤的风险。我们通常建议先处理前间室，尽量用磨头去除骨质来重建出冠状窝和桡骨窝。接着去除冠状突的骨赘，当骨性准备都完成以后，我们继续行关节囊切开术。对于那些肱桡关节磨损的病例，可行桡骨头切除术，我们习惯于从内侧向外侧行关节囊切开术。镜头通过前外侧入路观察，直到看到肱肌和肱桡肌之间的肌间隔（图 10.13），随后交换镜头，从前内侧入路观察完成前外侧关节囊切除术。还有其他的方法可以清晰地完成前方关节囊切除术，但我们还是选择从内侧关节囊切除开始，因为它给我们一种感觉，我们是在更为安全的区域处理这关节囊。需要牢记的是，肘关节前外侧关节囊紧贴桡神经。

对于后间室，我们首先要清除鹰嘴窝的滑囊和

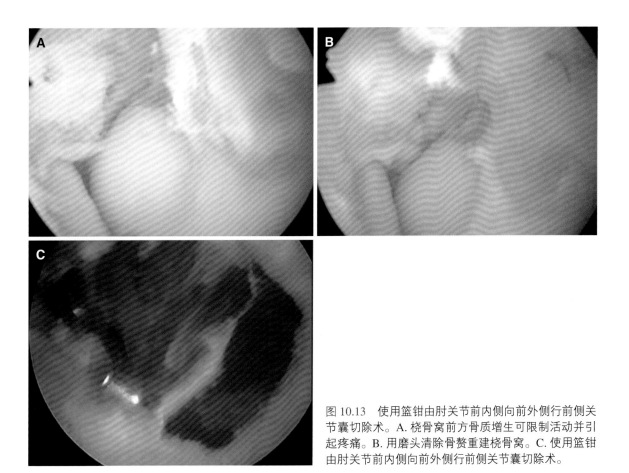

图 10.13　使用篮钳由肘关节前内侧向前外侧行前侧关节囊切除术。A. 桡骨窝前方骨质增生可限制活动并引起疼痛。B. 用磨头清除骨赘重建桡骨窝。C. 使用篮钳由肘关节前内侧向前外侧行前侧关节囊切除术。

关节囊直到我们可以清楚地看到尺骨鹰嘴尖以及鹰嘴进入鹰嘴窝。如果在这个层面有撞击，我们就通过磨掉尺骨鹰嘴的锐角来完成重建。最后我们用射频切除关节囊至后内侧柱和后外侧柱。

接近后内侧沟时必须特别注意，因为尺神经就在附近。对于那些肘关节屈曲小于100°或我们希望术后活动度能增加30°~40°的患者，我们选择另行小切口游离尺神经，并切除内侧副韧带后束。一些技术高超的医师可以在镜下完成减压，但有限切开技术能更安全地保护尺神经[17]。

创伤后肘关节挛缩的治疗大致同前，但要注意解剖结构可能已发生改变。对于这种很有难度的病例，我们建议术前CT定位神经位置，注意骨和软组织的异常改变，仔细操作。

骨折

关节镜可以用来治疗某些骨折，但必须遵循骨折治疗的基本原则[18-21]。镜头通过前内侧入路可观察和固定桡骨头骨折，用工具从后外侧或后侧通道抬起骨块并复位，用空心钉固定[19]。

肱骨头骨折可从关节后方用辅助复位+关节镜下固定治疗。固定方法与常规肱骨头骨折内固定相似。我们从前外侧通道用一个骨剥维持复位的同时，用空心钉穿过导针固定，所有操作基本都可在镜下完成（图10.14）。

大块的冠突骨折同样可以在关节镜下，通过从后向前徒手或用导向器沿导针进行空心钉固定。有

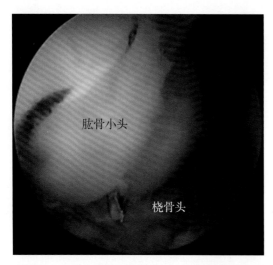

肱骨小头

桡骨头

图10.14 肱骨小头骨折复位后，可见骨折线处的出血。从前外侧通道用一个骨膜剥离器维持复位的同时，用空心钉穿过导针从后向前固定。

时解剖复位会非常困难，术中透视有助于我们在骨膜剥离器帮助下维持复位，确定置入螺钉的角度和位置能使冠突向滑车加压。一旦复位完成，即可拧入空心钉。

当冠突的骨块非常小时，可以尝试用缝合固定。但在我们看来，需要缝合固定的冠突骨折可能根本就无需处理[20,21]。

关闭伤口

为了避免长时间的渗液，缝皮建议使用水平褥式缝合。用引流与否取决于术者的习惯。为了减少血肿风险，我们会给术中骨与软组织操作广泛的患者放置引流。术后使用夹板并抬高患肢，以达到制动和减少水肿的目的。

并发症

据报道肘关节镜并发症的发病率约为12%[11]。大多数并发症是轻微的，包括持续的切口渗液，肘关节挛缩超过20°以及一过性的神经麻痹。在分析神经系统并发症的危险因素时，最主要的两个危险因素是原发病为类风湿性关节炎和使用前关节囊切除术[22]。

预防措施包括：缝皮时采取水平褥式缝合以防止持续性渗液，术中使用关节内牵开器，手术医师要选择自己擅长的手术方式。

在一项单个术者的系列病例随访研究中，作者报道了预防措施与手术并发症风险之间的关系，该研究纳入了502例肘关节镜手术病例，其中有388例行关节囊成形术，共有5%的病例出现了一过性神经损伤。作者发现止血带时间过长与并发症相关，而开放式切口则与皮神经损伤相关。术中使用牵开器和将尺神经进行移位可减少并发症的发生[23]。

另一项研究显示了相似的结果，417例肘关节镜手术中，共发生了37例（8.9%）轻微并发症和20例（4.8%）严重并发症。有趣的是，作者报道浅部感染和深部感染的发病率分别是6.7%和2.2%，这可能与注射糖皮质激素有关，关节表浅部位注射糖皮质激素与否，感染率分别为14.1%和2.0%，而深部注射与否则为4.9%和0.4%。有7例发生一过性感觉功能障碍，但不伴有运动障碍，同时并发症发生率与手术的复杂程度无关[24]。

尽管发生永久性神经损伤的风险似乎并不高，但依然不时有肘关节周围 3 条主要神经损伤（一过性或永久性）、骨筋膜室综合征及其后遗症、化脓性关节炎等并发症的报道[20]。

常有用的工具，但使用关节镜时我们还是因遵循疾病本身的治疗原则。

与开放式手术相比，关节镜手术损伤较小，这对术后处理及患者康复都十分有利，但即便如此，我们仍要在术前权衡利弊，评估其潜在的并发症风险。此外，我们需要严格按照步骤操作以确保手术安全，避免灾难性并发症的发生，要时刻提醒自己注意操作中的每一个细节，并牢记解剖结构。

展 望

在治疗各种肘关节疾病时，关节镜都是一种非

参·考·文·献

1. Kinaci A, Neuhaus V, Ring D. Surgical procedures of the elbow: a nationwide cross-sectional observational study in the United States. Arch Bone Jt Surg. 2015;3(1):13–8. Epub 2015 Jan 15.

2. Leong NL, Cohen JR, Lord E, Wang JC, McAllister DR, Petrigliano FA. Demographic trends and complication rates in arthroscopic elbow surgery. Arthroscopy. 2015. pii: S0749-8063(15)00263-7. doi: 10.1016/j.arthro.2015.03.036. [Epub ahead of print].

3. Savoie 3rd FH. Guidelines to becoming an expert elbow arthroscopist. Arthroscopy. 2007;23(11): 1237–40.

4. Yeoh KM, King GJ, Faber KJ, Glazebrook MA, Athwal GS. Evidence-based indications for elbow arthroscopy. Arthroscopy. 2012;28(2):272–82. doi: 10.1016/j.arthro.2011.10.007.

5. Van Tongel A, Macdonald P, Van Riet R, Dubberley J. Elbow arthroscopy in acute injuries. Knee Surg Sports Traumatol Arthrosc. 2012;20(12):2542–8. doi: 10.1007/s00167-012-1904-y. Epub 2012 Jan 26.

6. Andrews JR, Carson WG. Arthroscopy of the elbow. Arthroscopy. 1985;1:97–107.

7. Adolfsson L. Arthroscopy of the elbow joint: a cadaveric study of portal placement. J Shoulder Elbow Surg. 1994;3:53–61.

8. Stothers K, Day B, Regan WR. Arthroscopy of the elbow: anatomy, portal sites, and a description of the proximal lateral portal. Arthroscopy. 1995;11:449–57.

9. Field LD, Altchek DW, Warren RF, O'Brien SJ, Skyhar MJ, Wickiewicz TL. Arthroscopic anatomy of the lateral elbow: a comparison of three portals. Arthroscopy. 1994;10(6):602–7.

10. Dodson CC, Nho SJ, Williams 3rd RJ, Altchek DW. Elbow arthroscopy. J Am Acad Orthop Surg. 2008;16(10):574–85.

11. Kelly EW, Morrey BF, O'Driscoll SW. Complications of elbow arthroscopy. J Bone Joint Surg Am. 2001;83-A:25–34.

12. Omid R, Hamid N, Keener JD, Galatz LM, Yamaguchi K. Relation of the radial nerve to the anterior capsule of the elbow: anatomy with correlation to arthroscopy. Arthroscopy. 2012;28(12):1800–4. doi: 10.1016/j. arthro.2012.05.890. Epub 2012 Oct 16. PMID: 23079289.

13. Sahajpal DT, Blonna D, O'Driscoll SW. Anteromedial elbow arthroscopy portals in patients with prior ulnar nerve transposition or subluxation. Arthroscopy. 2010;26(8):1045–52. doi: 10.1016/j.arthro.2009.12.029. Epub 2010 Jun 16.

14. O'Driscoll SW. Elbow arthroscopy for loose bodies. Orthopedics. 1992;15:855–9.

15. Baker Jr CL, Murphy KP, Gottlob CA, Curd DT. Arthroscopic classification and treatment of lateral epicondilitis: two year clinical results. J Shoulder Elbow Surg. 2000;9:475–82.

16. van den Ende KI, McIntosh AL, Adams JE, Steinmann SP. Osteochondritis dissecans of the capitellum: a review of the literature and a distal ulnar portal. Arthroscopy. 2011;27(1):122–8. doi: 10.1016/j. arthro.2010.08.008. Epub 2010 Oct 30.

17. Kovachevich R, Steinmann SP. Arthroscopic ulnar nerve decompression in the setting of elbow osteoarthritis. J Hand Surg Am. 2012;37(4):663–8. doi: 10.1016/j.jhsa.2012.01.003. Epub 2012 Mar 3.

18. Holt MS, Savoie 3rd FH, Field LD, Ramsey JR. Arthroscopic management of elbow trauma. Hand Clin. 2004;20:485–95.

19. Rolla PR, Surace MF, Bini A, Pilato G. Arthroscopic treatment of fractures of the radial head. Arthroscopy. 2006;22(2):233.e1–233.e6.

20. Adams JE, Merten SM, Steinmann SP. Arthroscopicassisted treatment of coronoid fractures. Arthroscopy. 2007;23(10):1060–5.

21. Hausman MR, Klug RA, Qureshi S, Goldstein R, Parsons BO. Arthroscopically assisted coronoid fracture fixation. A preliminary report. Clin Orthop Relat Res. 2008;466:3147–52.

22. Adams JE, King GJ, Steinmann SP, Cohen MS. Elbow arthroscopy: indications, techniques, outcomes, and complications. J Am Acad Orthop Surg. 2014;22(12):810–8. doi: 10.5435/JAAOS-22-12-810.

23. Blonna D, O'Driscoll SW. Delayed-onset ulnar neuritis after release of elbow contracture: preventive strategies derived from a study of 563 cases. Arthroscopy. 2014;30(8):947–56. doi: 10.1016/j.arthro.2014.03.022. Epub 2014 Jun 25. PMID: 24974167.

24. Nelson GN, Wu T, Galatz LM, Yamaguchi K, Keener JD. Elbow arthroscopy: early complications and associated risk factors. J Shoulder Elbow Surg. 2014;23(2):273–8. doi: 10.1016/j.jse.2013.09.026. Epub 2013 Dec 14.